病気別のめまいから原因不明のめまいまで!

めまいはこうして治す!

東京厚生年金病院　耳鼻咽喉科部長
石井 正則

二見書房

はじめに

めまいは人によって、「フラフラする」「グルグルまわる」「深い穴のなかに引きこまれるような感じ」「立ちくらみがする」とさまざまですが、不快な症状と「何か重大な病気が隠れているのではないか」という不安感は共通しているのではないでしょうか？

また、いつ起こるかわからないという点でも、日常生活に支障をきたす、たいへん不愉快な現象です。

めまいは症状もさまざまなら、原因も異なっています。

もちろん、そのなかには脳や中枢神経に異常のある「生命にかかわるもの」もありますから、軽視してはいけません。しかし、一方では睡眠不足や過労、自律神経失調症、更年期障害、カフェインの取りすぎなどでも起こりうるものなのです。

めまいの正体を知るためには、その原因が耳にあるのか、脳・神経にあるのか、全身の病気からきているのか、心の病気なのか、あるいは生活習慣病なのか、見極める必要があります。

ところが、めまいを起こして病院に行って検査をしても「異常はありません」といわれ、根本的な治療を続けることなく、長いあいだ、不快な症状とつきあわざるをえない人も多いのではないでしょうか。それは、めまいの発症の原因やメカニズムが簡単ではないからなのです。

脳・神経や耳に問題がある場合の原因は比較的わかりやすく、その病気の治療に専念することが優先されます。けれども、自律神経機能、脳循環の変化、ストレスによる生活リズムの乱れなどが関係しているめまいは、なかなかその正体がつかめないのです。ひとりでいくつもの原因を抱えている人も少なくありません。そのために、症状がいつまで経っても消えないという人がたくさんいらっしゃるのです。

つまり、めまいの原因となっているのは、身体の故障ばかりではありません。原因がわかりにくいめまいは、精神的なものが大きな比率を占めています。睡眠、気分転換、休養、運動などの生活のリズムがうまくとれていないときに、めまいは発症しやすいのです。とくにストレスが原因となったりする心因性のめまいの場合は、慢性化することが多く、治療には多方面からのアプローチが必要となってきます。

めまいの陰に日々のストレスからくる「うつ病」が隠れていることも少なくありません。

このようなことから、めまいという症状ばかりに神経質になるのではなく、ストレス・マネジメントしていくことができるよう、日々の生活を省みることも必要だと考えます。

本書では、めまいの原因をはじめ、検査や治療、日常生活で気をつけなければならないこと、ストレスの解消法などをわかりやすく説明しています。

読者の方々が、めまいを引き起こす原因にはさまざまなものがあることを知り、適切な治療法を見つけ出すための助けとなることと思います。そして、日常の生活をご自分なりにコントロールをすることの大切さを考え、生活のなかに「プチ・ハピネス」を見いだすような時間をもつようになっていただけましたら、幸いです。

二〇〇六年春

石井正則

目次

序章 「めまい」の正体って、いったい何？

目次

第2章　あなたの「めまい」の原因は、どの病気？

目　次

第5章 あなたの疑問・悩みにお答えします

本文イラスト／森田 佳子
本文デザイン／スタジオクッカバラ

序章

「めまい」の正体って、いったい何？

一口《ひとくち》に「めまい」といっても症状はさまざま

症状で分けると４つのタイプに！

めまいは他人には見えない自覚的なものですから、症状の訴え方も人によって違います。たとえば、目がまわり、周囲がグルグル回転しているように見える。足元がフワフワとして歩けなくなる。深い穴のなかに引きずりこまれるような感じ。立ちくらみがする。平らなところでよろけてしまった。というぐあいに、いろいろな状態があります。

めまいは４つのタイプに分類できます。

①回転性のめまい

じっとしているのに、自分やまわりの景色がまわっているように感じるめまいで、自分でクルクルとまわったあとに回転をやめても周囲がまわっているように感じる感覚です。「目がまわる」「まわりの物がまわって見える」といった表現をする方が多いようです。

このようなめまいを起こす病気としては、メニエール病、突発性難聴、前庭神経炎、良性発作性頭位めまい症、内耳炎、脳の血管障害などが考えられます。

②非回転性のめまい

ユラユラ揺れる、フラフラするといった感覚のめまいです。

「足が地に着かない」「雲の上を歩いている」「船に乗っているような感じ」「歩いていて、

突然、床がめりこむような感じ」という方もいます。

回転性のめまいのように、立っていられないほどの激しいめまい感ではありませんが、時間的には長く続く場合が多いようです。回転性のめまいのあと、この非回転性のめまいに移行していく人も少なくないようです。

非回転性のめまいの原因として考えられるのは、メニエール病、内耳炎、突発性難聴、聴神経腫瘍、脳の血管障害のほか、高血圧、低血圧などもあります。また、ストレスが関係しているケースもあります。

③ 平衡失調

歩行中にふらつく感じがあり、身体が左右に揺れている感覚や、ときには地面が歪んでいるような錯覚を覚えることもあります。

平衡失調の場合は身体のバランスをとりにくく、平坦な道でもつまずいたり、転んでしまったりすることもあります。これは立っているときにかぎらず、座った状態でもおなじような感じに襲われます。

メニエール病、良性発作性頭位めまい症、中耳炎、外リンパ瘻《ろう》、聴神経腫瘍、脳の血管障害か、稀《まれ》に脳腫瘍などが原因で起こりうるめまいですが、加齢現象か薬の副作用でもおなじようなめまいを起こします。

④ 立ちくらみ

立ち上がった直後、あるいは立っているときにめまいがする状態です。

目の前が真っ暗になったり、人によっては一瞬、意識をなくしてしまったりすることもあります。

立ちくらみの場合には大きな病気が潜んでいることはほとんどなく、血圧の急な変動やストレスなどが引きがねとなっているケースが多いようです。

立ちくらみのことは「仮性めまい」ということもあります。

まず、自分のめまいの原因を知ることが大切

原因のつかみにくいめまいが多い

めまいは吐き気や嘔吐をともなうことが多く、とても不快な症状です。

その原因や症状はさまざまですし、とくに治療しなくても治るものもあります。しかし、早い時期での治療が必要なケースや重大な病気が原因のものもあります。まず、自分のめまいの原因を知ることが大切です。ところが、めまいの原因は数多くあり、ひとりでいくつもの原因を抱えている人も少なくありません。

繰り返しめまいを起こす患者さんについて、耳や脳の異常を検査したり、全身の病気が関連していないか検査をしたりしますが、実は身体に異常がなくてめまいだけを起こす人が全体の約半数近くもいるのです。

ここに異常がある、あるいは病変があるということがわかれば、積極的にその部分を治療すればよいのですが、原因のわからないケースのほうが診断は難しくなります。

とくにストレスが原因となったりする心因性のめまいの場合は、慢性化することが多く、治療には多方面からのアプローチが必要となってくるでしょう。毎日が忙しく、閉塞感のある現代社会においてはストレスから、十二指腸潰瘍・胃潰瘍、慢性胃炎、自律神経失調症になってしまう人が増加していますが、めまいもそうした社会の状況がより拍車をかけている病気のひとつといえるのです。

めまいを主訴とした患者の割合

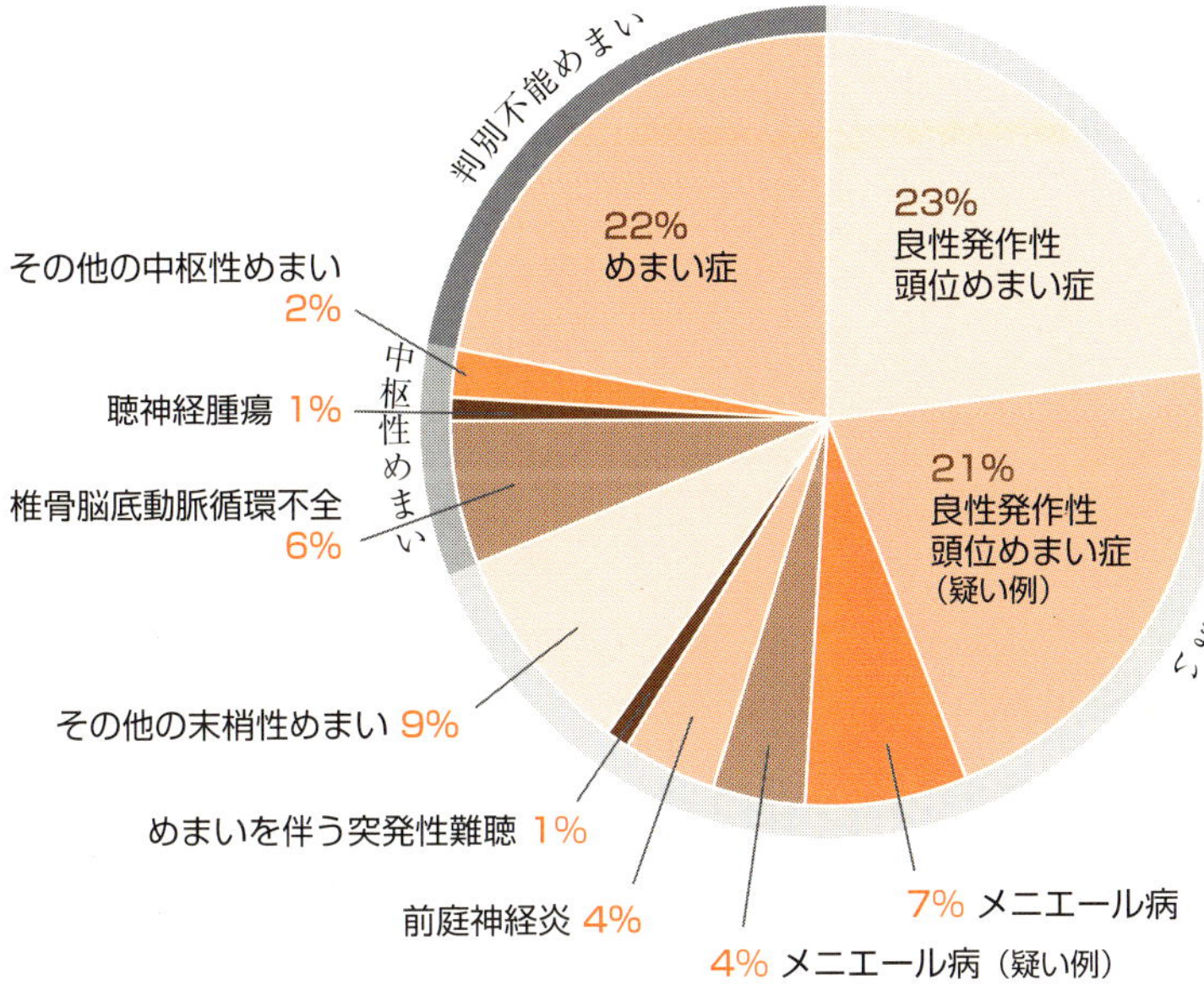

資料：東京厚生年金病院耳鼻咽喉科

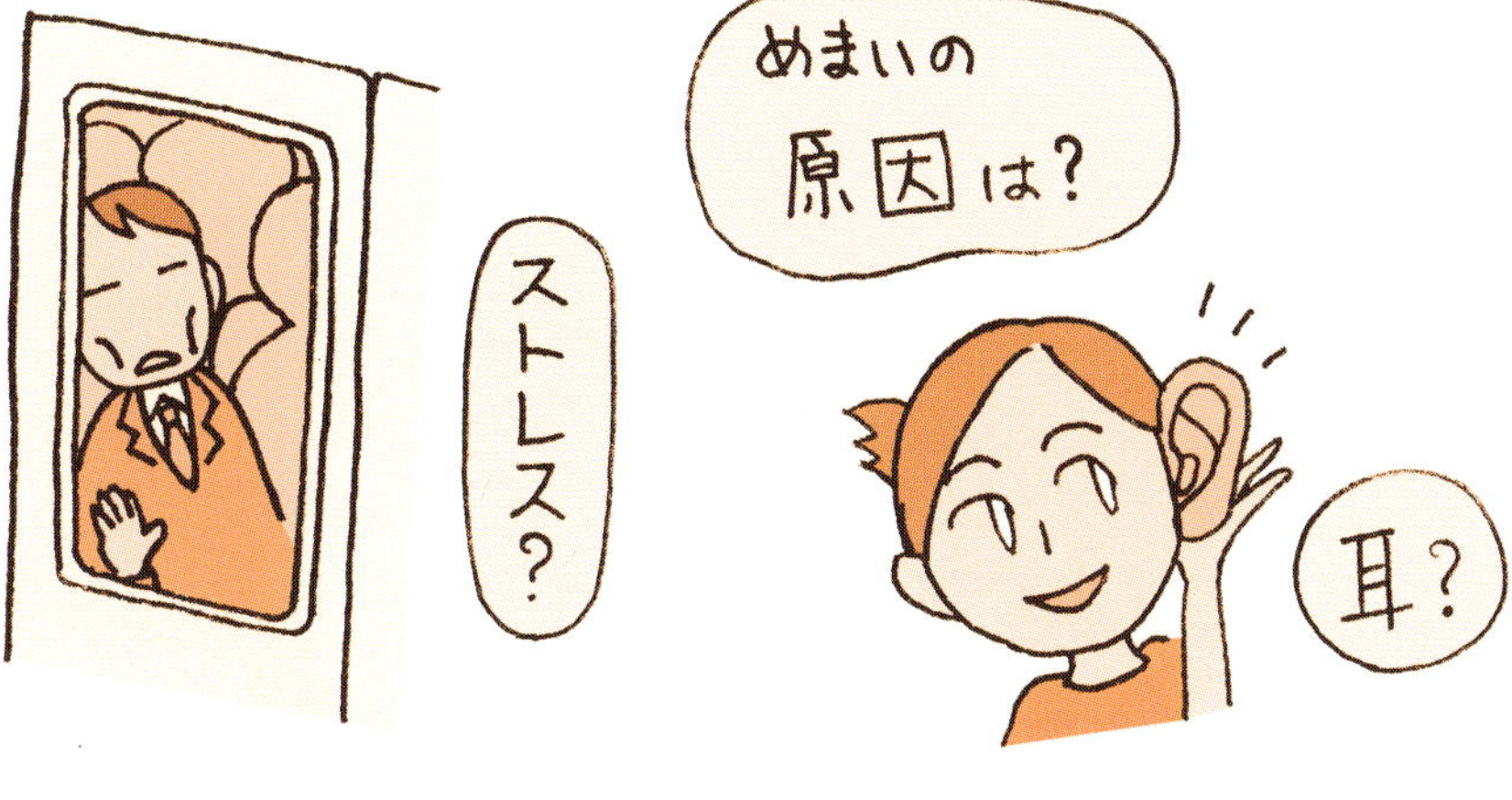

めまいは、どうして起こるのか？

めまいを引き起こす４つの原因

めまいは大きく考えて、身体のバランスをとるべき耳になんらかの問題があって起こる場合、脳・神経に障害がある場合、全身の病気が関連している場合、そして、心因性のものに分けられます。

耳の病気が原因となって起こるめまいには、メニエール病、外リンパ瘻、内リンパ水腫、前庭神経炎、内耳炎、ラムゼイ・ハント症候群などがあります。

耳には音を聴く働きと身体のバランスを保つ働きがあり、内耳の三半規管と耳石器が平衡感覚をつかさどる働きを担っています。この三半規管と耳石器に障害ができたとき、めまいが起こると考えられています。

脳・神経の病気については、脳梗塞、聴神経腫瘍、椎骨・脳底動脈循環不全などがあげられます。

脳のなかでも平衡を保つために重要な役割を果たしているのが脳幹や小脳ですが、その部分に異常があると、めまいが起きやすくなります。

全身の病気、たとえば、糖尿病、自律神経失調症、更年期障害、ダイエットのしすぎなどによって引き起こされる場合もあります。

心因性のものとしては、不安神経症やうつ病が大きく関係しています。

このほかにも、カフェインのとりすぎや薬

物の副作用によっても、めまい症状は起こりうるのです。

自律神経の失調や心の病気も見逃せない

めまいの原因となっているのは、身体の故障ばかりではありません。精神的なものが大きく比率を占めています。とくに人一倍敏感で神経質な人、思い悩むタイプの人は、一度めまいを起こすと、またまいを起こすのではないかという不安から、かえって体調を崩しやすいのです。

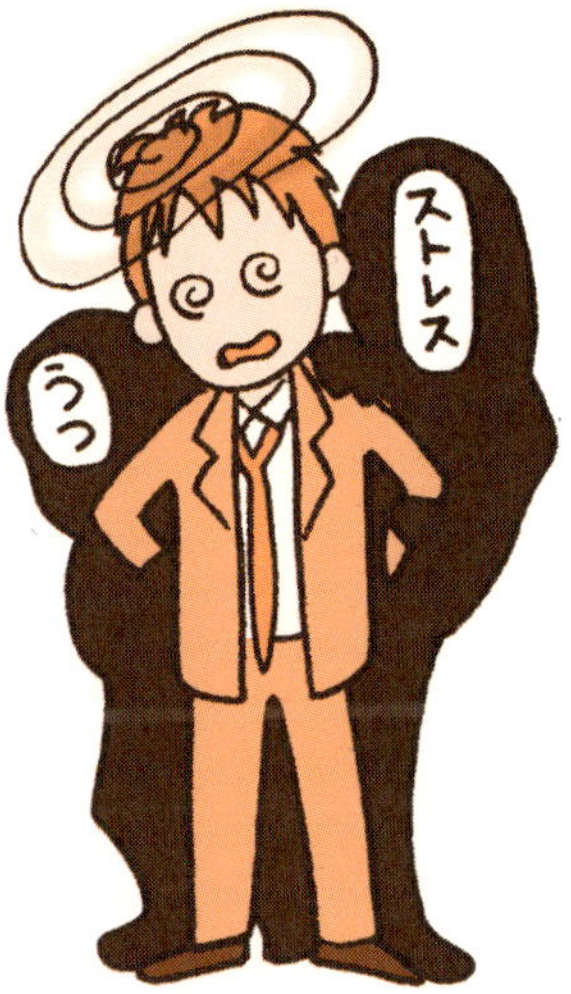

めまいの陰に自律神経失調症やストレス、うつ病が隠れていることも少なくありません。めまいばかりに神経質になるのではなく、心も含めて、自分自身をコントロールしていくことができるよう、日々の生活を省みてみることも必要です。

生活のリズムが崩れていませんか？　睡眠不足の日々が続いていませんか？　不規則な生活習慣は24時間の周期を徐々に乱し自律神経失調症の原因となります。まず、食事や睡眠などの基本的な生活習慣を充実させるように心がけましょう。

また、自分自身の楽しみよりも仕事やつきあいを優先させすぎていると、ストレスはたまる一方です。積み重なったストレスはやがてうつ病を発症させる原因にもなりかねません。一日の生活のなかに、小さな喜びや楽しみを見いだす「プチ・ハピネス探し」を取り入れてみてください。趣味やスポーツを通して気分転換を図ることは自分を取り戻すうえでとても大切なことなのです。

一時的なものでも生命にかかわる「めまい」もある

こんなときは、すぐ病院へ

めまいや耳鳴りは誰にでも起こりうる、ごく一般的な症状です。睡眠不足が続いたり、過労になってしまったとき、神経を使いすぎてストレスがたまっているときなど、目がまわる、ふらつくといった感覚を経験する人は多いでしょう。また、歳をとれば脚の筋力が衰えて、ふらつき感をもつこともあります。

すべてのめまいが治療を必要とするわけではなく、時間が経てばおさまるようなら、まず心配はないでしょう。ようすを見てから、耳鼻咽喉科や内科を受診しても大丈夫です。

しかし、脳や中枢神経系に異常があって起こるめまいもありますから、それを見極めることが大切です。わずかにふらつくような軽いめまいであっても、生命にかかわる脳の病気が原因になっていることもあります。とくに、何回も繰り返してめまい感に襲われる、症状が徐々に悪化するといったときには、早めに専門医を受診するようにしましょう。

次のような症状があるときには、脳神経外科、または神経内科ですぐに検査を受けてください。

- いつもとは異なる 激しい頭痛がする
- 手足がしびれる
- ろれつがまわらない
- 物が二重に見える
- 意識が途切れたり、薄れたりする

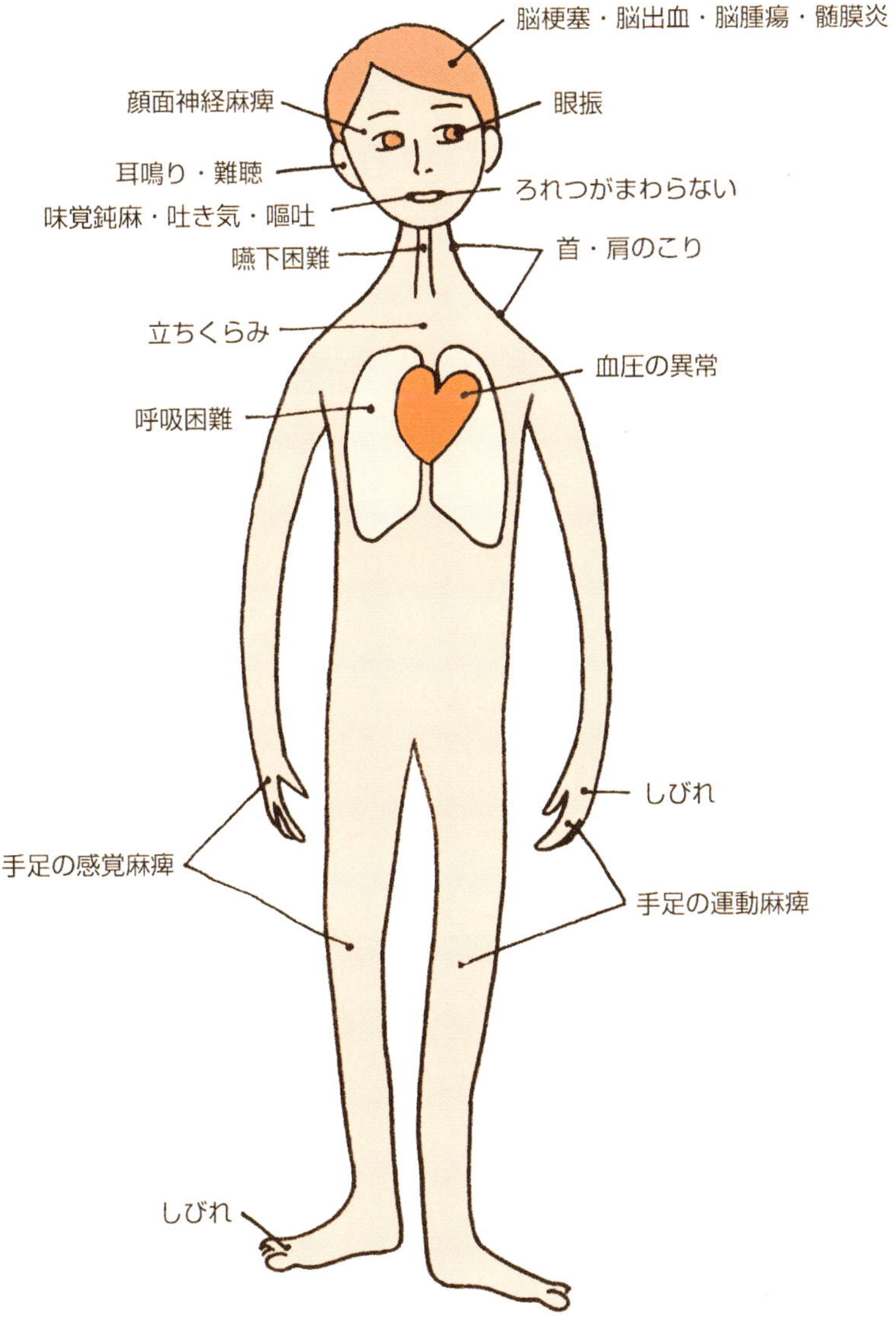
脳梗塞・脳出血・脳腫瘍・髄膜炎
顔面神経麻痺
眼振
耳鳴り・難聴
ろれつがまわらない
味覚鈍麻・吐き気・嘔吐
嚥下困難
首・肩のこり
立ちくらみ
血圧の異常
呼吸困難
しびれ
手足の感覚麻痺
手足の運動麻痺
しびれ

めまいが起きたときの上手な対処法

倒れた人には、すぐ救急車の手配を

自分自身ではなくても、まわりにいる誰かがめまいを起こして倒れた場合は、適切な処置をしなければなりません。

そばにいる人は、まず倒れた人の目の動きをチェックします。片目、もしくは両目が左か右に寄ったまま動かない、あるいは正面を向いたまま動かないようであれば、すぐに救急車を呼んでください。脳梗塞や脳出血のおそれがあるからです。

身体を安静に保ち、頭はできるだけ動かさないようにして、ベルトなど身体を締めつけているものがあればゆるめます。頭を冷やして、室内などで周囲を暗くすることができるなら暗くします。

嘔吐しているなら、頭を横向きにして吐いたものが気管につまらないような姿勢をとらせてあげましょう。

安静にしたあと、徐々にリハビリを

めまい発作が起きたとき、これまでにお話したような急を要する症状がともなっていなければ、あわてないで対処することが鉄則です。めまいが起こったときには平衡感覚が乱れているので、動きまわると症状がおさまりにくいだけでなく、転倒事故などを起こしかねません。

まず安静にできるような姿勢をとって休みます。横になるのがいちばんいいのですが、そのような場所でなければ、椅子に座る、その場にかがむというだけでもかまいません。もし、車の運転中ならば、安全な場所に車を止めて落ち着くまで休みましょう。

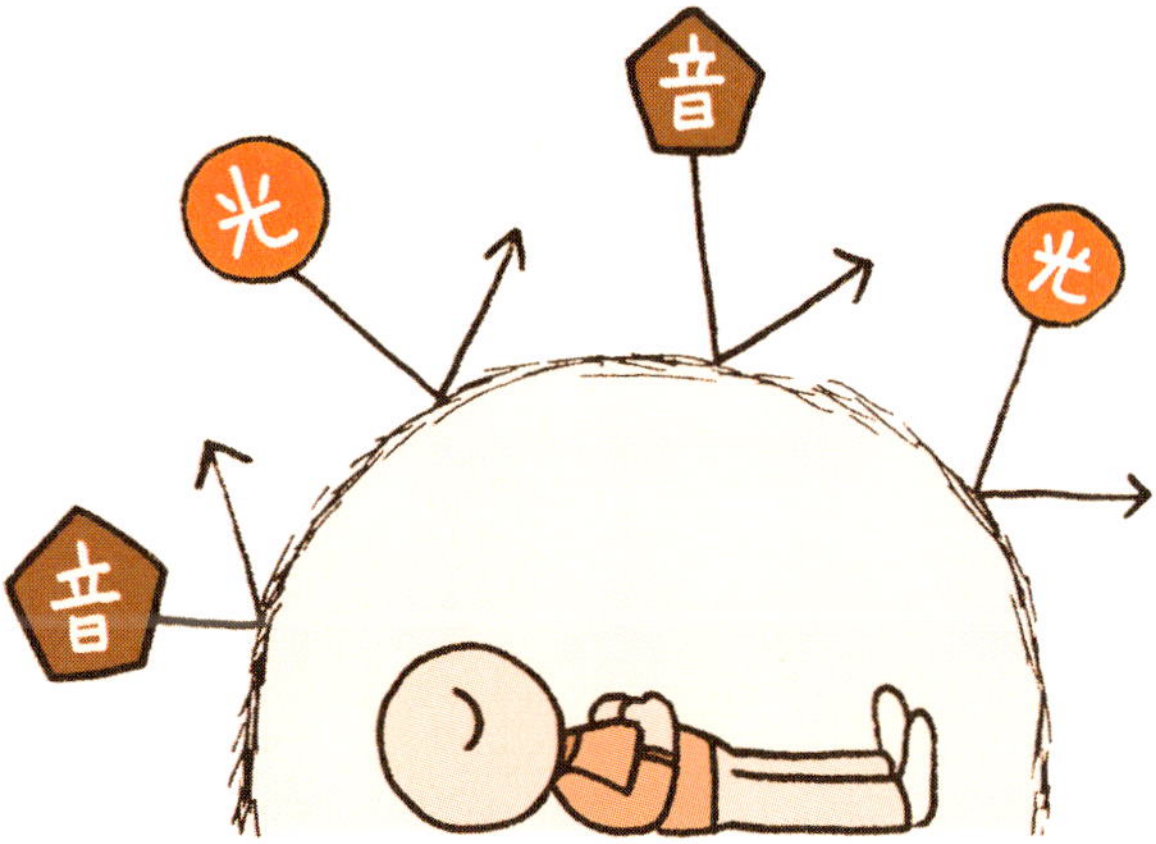

ズボンやスカートのベルト、ネクタイ、ブラジャー、ガードルなど、身体を締めつけているものはゆるめ、ゆっくりと腹式呼吸をします。光や音などの刺激もめまいを増幅させますから、目を閉じ、静かなところで休むのがいちばんです。

激しいめまいでも時間が経てばおさまってきます。めまいがいつまでも続いたり、繰り返し起こるようなら、近くの医院・病院で受診するほうがよいでしょうが、一時的なものであったならば、少しずつ身体を慣らしていきます。めまいが軽くなったら、多少ふらつくようでも、起き上がってゆっくり歩いてみましょう。普段の家事をする、近所を5分ほど歩いてみるなど、身体を動かすことは回復力を高めます。

いつまでも寝ていると、めまい感はなかなか取れませんが、徐々に身体を動かすことで、めまいのリハビリテーションと再発予防ができるのです。

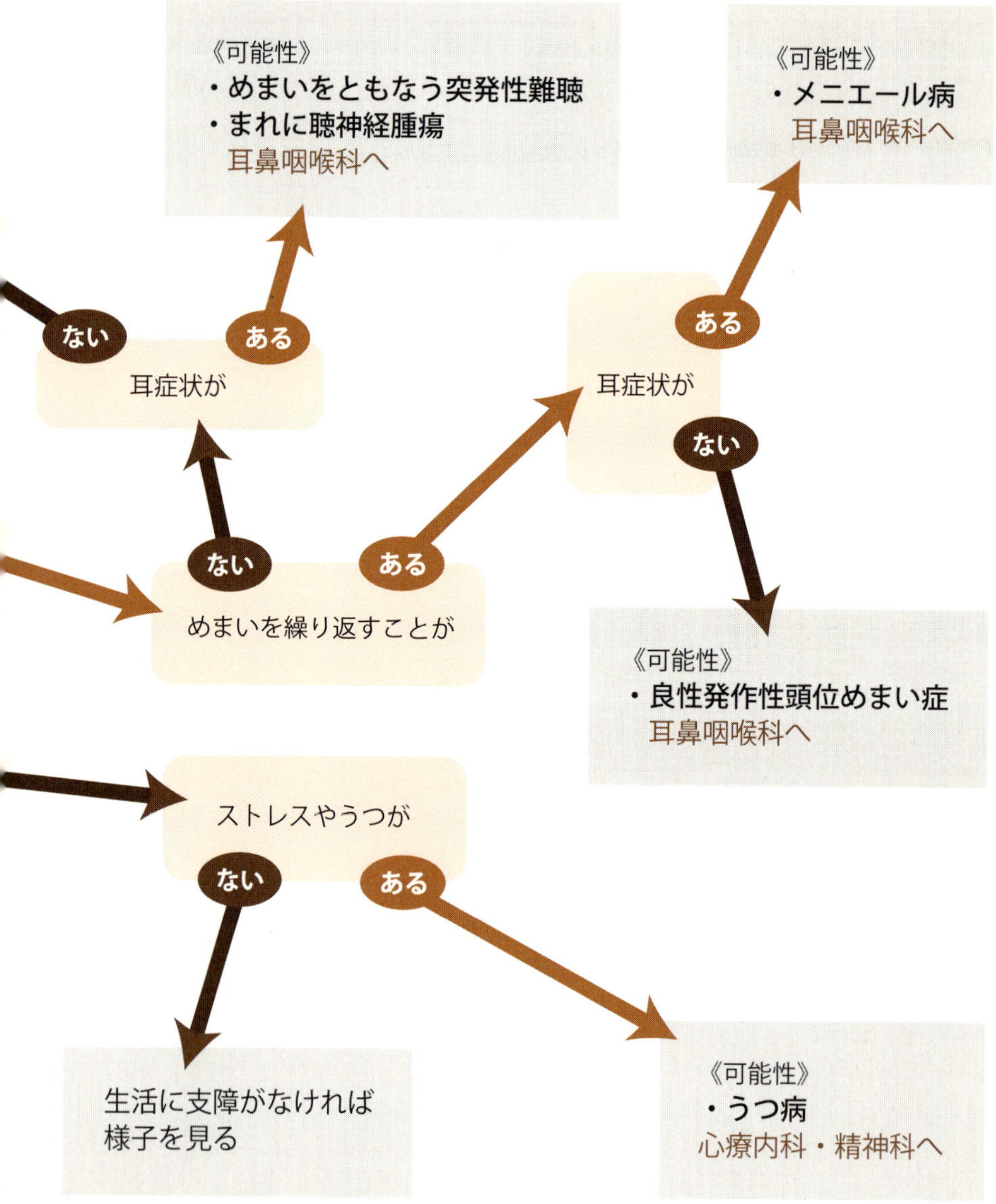
《可能性》
・めまいをともなう突発性難聴
・まれに聴神経腫瘍
耳鼻咽喉科へ
《可能性》
・メニエール病
耳鼻咽喉科へ
ない
ある
耳症状が
ある
耳症状が
ない
ない
ある
めまいを繰り返すことが
《可能性》
・良性発作性頭位めまい症
耳鼻咽喉科へ
ストレスやうつが
ない
ある
生活に支障がなければ
様子を見る
《可能性》
・うつ病
心療内科・精神科へ

あなたのめまいの原因はなに？

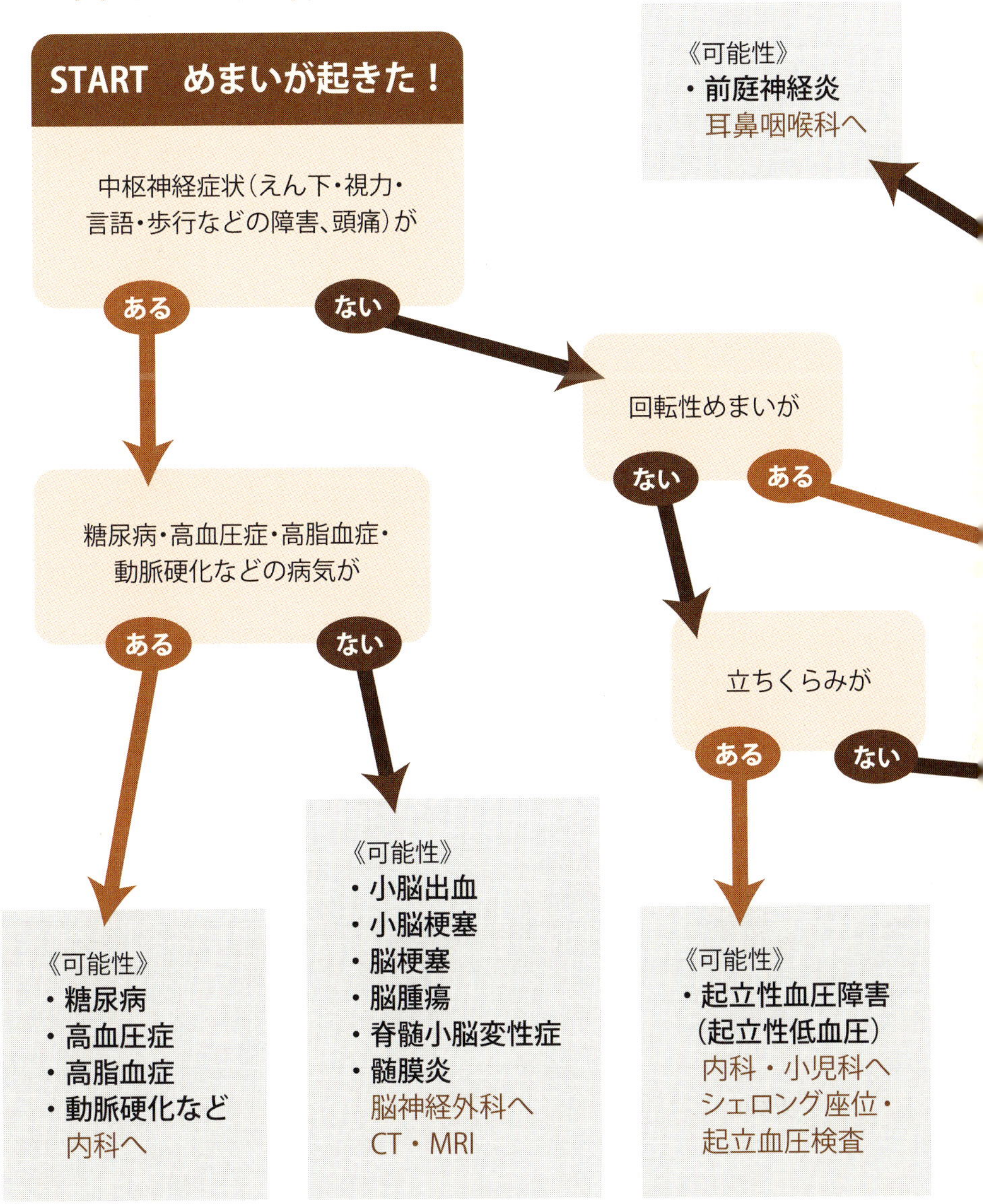
START　めまいが起きた！
中枢神経症状（えん下・視力・言語・歩行などの障害、頭痛）が
ある
ない
糖尿病・高血圧症・高脂血症・動脈硬化などの病気が
ある
ない
《可能性》
・糖尿病
・高血圧症
・高脂血症
・動脈硬化など
内科へ
《可能性》
・小脳出血
・小脳梗塞
・脳梗塞
・脳腫瘍
・脊髄小脳変性症
・髄膜炎
脳神経外科へ
CT・MRI
回転性めまいが
ない
ある
《可能性》
・前庭神経炎
耳鼻咽喉科へ
立ちくらみが
ある
ない
《可能性》
・起立性血圧障害
（起立性低血圧）
内科・小児科へ
シェロング座位・
起立血圧検査

病診連携で治療をスムーズに！

大きな病院に駆けこむのは得策ではない

不快な症状のつづくめまいを感じる人は、誰でも、一刻も早く原因を見つけて治療を開始し、よくなりたいと思うでしょう。

めまい、耳鳴り、難聴の症状がある人は、基本的に耳鼻咽喉科を受診します。

しかし、突然、大きな病院や大学病院に行ったとしても、すぐに診察が受けられるというわけではありません。とくに予約制ではない外来での受付は、ほとんど午前中で終わりますから、何時間も待たされたあげく、数分の診察で終わり、さらに日を変えての診察、検査が行なわれることもあります。

大病院が混雑し、何時間も待たなくてはならないという実態の裏には、大病院にかかる必要のない人まで足を運んでいるという事実もあります。

何時間もかけて遠くの大病院に出かけていく前に、まず、自宅の近くにある耳鼻咽喉科で診察を受けることが大切です。

そこで、医師が専門的な検査や治療を受けられる診療所や大病院で診てもらったほうがいいと判断したときには、紹介状（診療情報提供書）を書いてくれます。紹介をもっていけば、初診の結果や、あるい検査を行なっていれば、検査結果も添付されてきます。場合によってはレントゲンフィルムなども出してくれますから、患者さん本人も大病院で待つ

病診連携

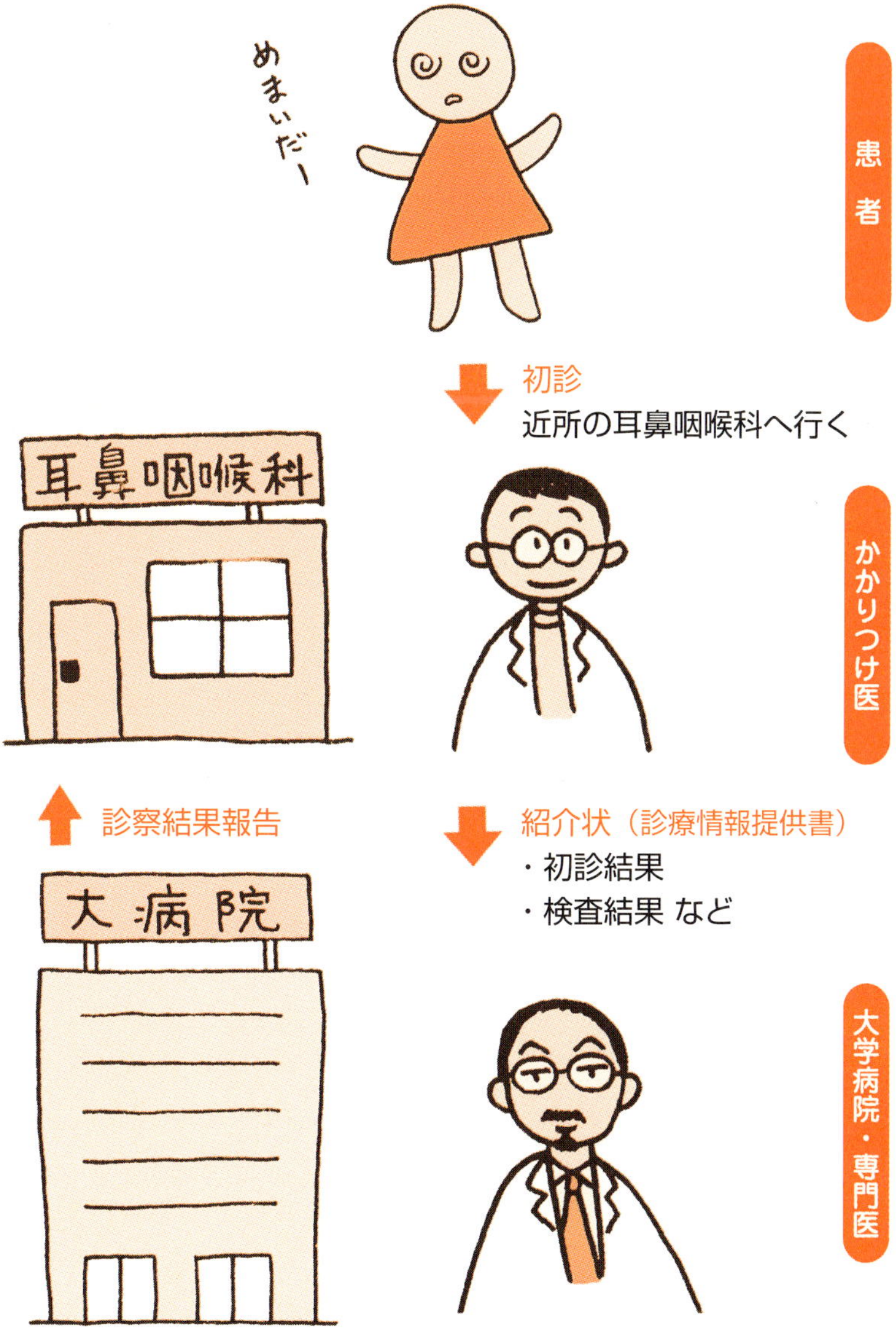
めまいだー
患者
初診
近所の耳鼻咽喉科へ行く
耳鼻咽喉科
かかりつけ医
診察結果報告
紹介状（診療情報提供書）
・初診結果
・検査結果 など
大病院
大学病院・専門医

時間を短縮できるという大きなメリットがあります。

また、紹介状があれば、初診料が割引にもなります。

時間的にも、経済的にも、さらに身体の負担を軽減するという点から見ても、いきなり大病院にいくという方法は得策ではありません。初めは近くの耳鼻咽喉科を受診してください。

このように、まず近くの診療所で診察を受け、必要に応じて大病院に紹介してもらうことを「病診連携」といいますが、この方法が医師にとっても、患者さんにとっても、いちばんスムーズに治療を開始し、進められると考えます。ですから、めまいにかぎらず、体調不良を感じたときは、緊急の場合を除いて、まず近くの診療所で診察を受けるようにしてください。

なお、東京厚生年金病院耳鼻咽喉科は原則的に予約制で、紹介状（診療情報提供書）を希望しています。

第1章

あなたの「めまい」は、どのタイプ？

ケース1　メニエール病・軽症

めまいと吐き気に耳鳴り
職場や家庭でのストレスが引きがね

女性46歳

企業に勤める46歳の女性・Kさんは、あるとき、めまいと吐き気に襲われ、動けなくなって救急車で最寄りの病院に運ばれました。3カ月ほど前から、軽いめまいは感じていたものの、動けなくなるほど激しいものではなかったのです。

その日は内科で点滴を受けて、症状がおさまったので帰宅。日頃の疲れがたまっていたのだろうというぐらいにしか考えなかったのですが、数日後、またしてもおなじような激しいめまいと吐き気がKさんを襲いました。

このとき、初めて耳鳴りがしていることに気づきました。そういえば、前回、救急車で運ばれたときにも、右耳が塞がれているような感じがしたことを思い出したといいます。

ふたたび内科を受診したKさんは、そこで「内科的には問題がないので、耳鼻咽喉科を受診したほうがよい」と紹介を受けて、私のところに来られました。

Kさんには、耳鼻咽喉科で一般的に行なわれる聴力検査と眼振検査を受けていただきました。その結果、難聴と眼振が認められました。

眼振検査というのは、患者さんにフレンツェル眼鏡という特殊な眼鏡をかけてもらって、目に異常な動きがあるかどうかを調べる検査のことです。

実はこのとき、難聴と眼振以外に強い吐き気も訴えられましたので、その日から5日間、入院をしてもらい、安静を保ちつつ、ステロ

症状　突然のめまいと吐き気

検査　眼振検査・聴力検査・自律神経検査など

原因　職場・家庭のストレスからくる自律神経失調症
軽いメニエール病

治療　薬

結果　ストレスを自覚することと薬で緩和

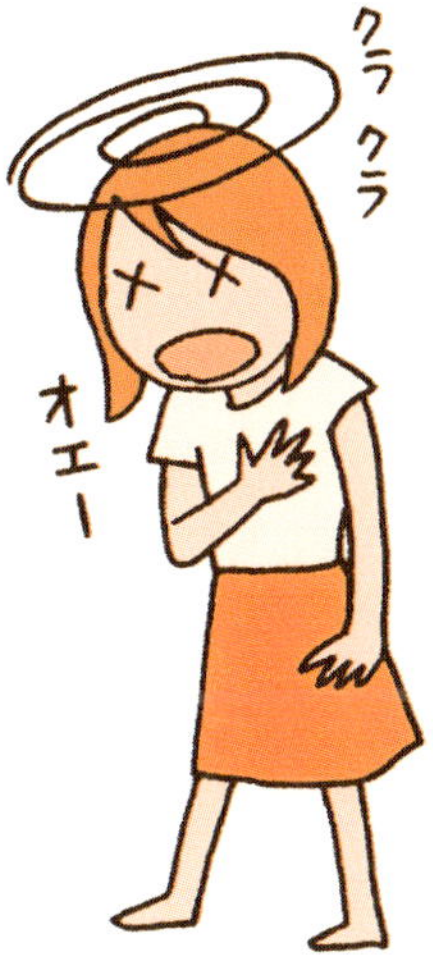

イドホルモンの点滴注射を行ないました。

その結果、低下していた聴力は元に戻りましたが、入院中に行なった自律神経問診表とＳＴＡＩ検査（不安の状態を調べるための心理検査）でＫさんがいくつかの問題を抱えていることがわかりました。どちらも著しく高い数値が現われたのです。睡眠障害もありました。

本人は自覚していなかったのですが、めまいが起こりはじめたのは職場で配置転換があった時期と重なっていました。この人とはいっしょに仕事をしたくないという相性の悪い上司のいる部署に配属されたことで、ストレスを抱えつつ、仕事をしなければならなくなっていたのです。

さらに家庭では、子供が受験を控え、朝から晩まで緊張した状態でいなければなりませんでした。

Ｋさんにはストレスを緩和する薬と自律神経を安定させる薬、そして睡眠導入薬を処方しました。

その後、2～3カ月をかけて、徐々に薬を減らしていき、現在は耳鳴りやめまいの発作もなく、落ち着いた生活をしておられます。

Ｋさんは仕事のこと、家庭でのことが知らず知らずのうちに強いストレスとなって、その後、メニール病を引き起こしていたのですが、自分自身のストレスの原因を突きとめることで、何が問題だったかを認識し、時とともにわだかまりを消すこともできたのです。

ケース2　メニエール病・重症

週末になると救急車で運ばれる「めまい・難聴」患者が抱えた重い秘密

女性24歳

Ｙさんが初めて救急車で運ばれてきたのは8年前のある金曜日の夜、Ｙさんが24歳のときのことでした。激しいめまいで、動くこともできず、入院していただきました。

都内の有名大学を卒業後、某有名商社に就職したＹさんはバイリンガルで、とても美しい女性でした。勤めはじめて2年、仕事もわかって、周囲の期待も大きくなってくる時期でやりがいも出てきますが、だんだんハードにもなってくるころです。

Ｙさんの場合、検査を行なっても原因を特定することはできませんでしたが、めまい発作は比較的早くおさまったので、月曜日には退院していったのです。

ところが、2週間後の金曜日、Ｙさんがまた救急車で運ばれてきました。

めまいは睡眠不足や過労、不規則な生活、対人関係のストレスなどでも起こりますので、

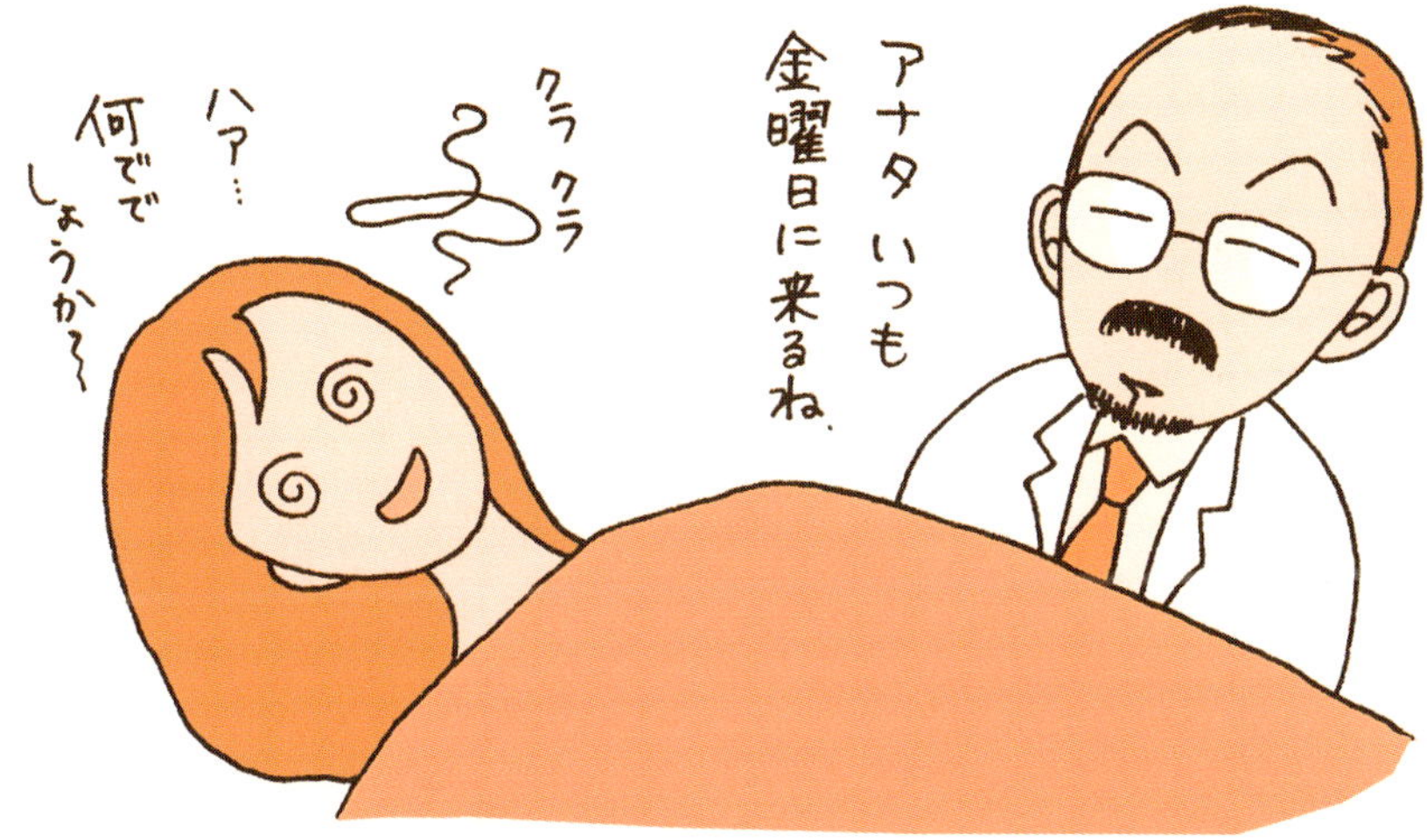
アナタ いつも
金曜日に来るね。
クラ クラ
ハア…
何でで
しょうか～～

生活のなかで何か問題になっていること、仕事での行き詰まりなどはないのか尋ねてみますと、

「ストレスや不安はまったくないのですが」

Yさんは穏やかな表情で、そういいきりました。

そして、月曜日の朝には何事もなかったかのように退院していきました。

しかし、それから2～3週間に1度はめまい発作を起こして救急車で運ばれてくるという状態が何カ月も続くようになりました。しかも、かならず金曜日の夜にです。1週間働いて金曜日になると、疲れがピークに達して発作を起こすということもありえますが、判で押したように金曜日ということが不思議ではありました。

26歳のときには大発作を起こし、それまでも見られていた聴力の低下がかなり進んできてしまいました。このように頻回のめまい発作と高度の難聴となると、重症のメニエール病です。週末だけだった入院期間も1週間、2週間と延びるようになってきました。

そして、ついに27歳のときの大発作で、聴力をほとんど失うという状態になってしまったのです。

このとき、ある看護師が私にいいました。

「先生、原因は不倫かもしれませんよ」

まさかと思いました。

Ｙさん本人は仕事も生活も充実したようすで、不安感や不満などはまったく口にしなかったのですから。

半信半疑ながら、私は時間をかけてＹさんと話をしました。このままではもっと悪い結果を招いてしまいます。本人が自覚をもって自分の問題と向き合わないかぎり、解決できないこともあるのです。

私の考えが通じたのか、Ｙさんはやっと重い口を開いてくれました。

驚いたことに、看護師のいったとおり、おなじ職場の妻子ある上司とずっとつきあっているということでした。そういえば、救急車で運ばれるたびに会社の上司という男性がようすを見にやってきていました。Ｙさんとは15歳以上年齢差のありそうなその男性を私は「職場の上司」以外の存在だとは思ってもみませんでした。

月曜日から金曜日までは会社で上司である恋人に会うことができるので、それが仕事や生活の張りになっているのですが、週末には家庭をもつ彼に会えないと思うと、発作を起こしてしまう。そんな状態が就職した直後から7年間も続いていたのです。

さらに詳しく聞いてみると、大発作を起こした24歳と26歳と27歳のときには、その彼に第一子、二子、三子が生まれた――というのです。

私は2時間以上、Ｙさんと話をしました。

それまで、周囲の誰にも気づかれることなく、秘密を保ってきていたのですが、そんな状態にＹさんの精神と身体は悲鳴をあげつづけて

症状　週末になるとめまい発作で緊急入院

原因　人間関係・恋愛問題でのストレスから重いメニエール病

治療　人間関係の修復　ライフスタイルの変化

結果　高度難聴は残ったものの、症状は安定

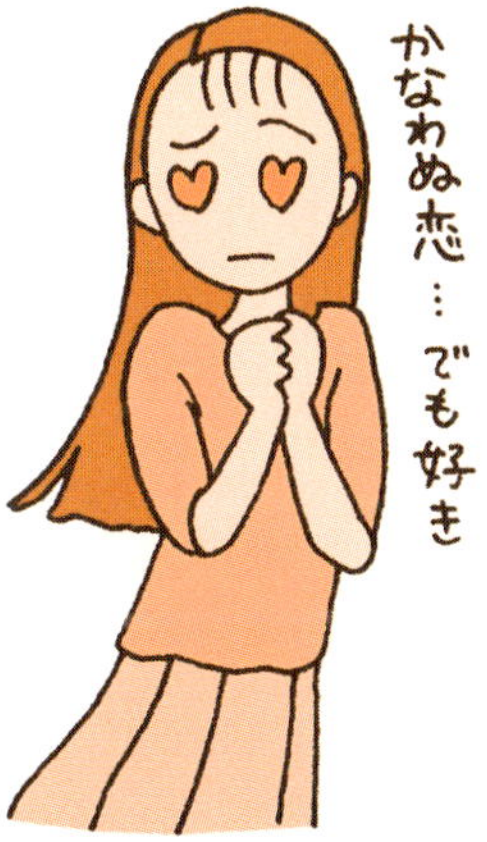

いたのです。そのことに、実はYさんも気づいていました。

私はそのような状態から一刻も早く抜け出すようにと、懇々《こんこん》とYさんを諭《さと》しました。

それからしばらくして、Yさんは個人の問題とは関係なく、会社の業績不振のため、リストラに遭い、職場を変えざるをえなくなりました。この環境の変化がよかったのか、多少でも私の話を受け入れてくれたのかわかりませんが、それを機にYさんは上司との関係を清算しました。

現在、Yさんには新しい彼氏ができ、ライフスタイルも変わり、薬も必要のない状態になりました。めまい発作は1年以上起こしていません。

ただ、残念なことに高度難聴を起こしてしまった片方の耳の聴力が回復することはありません。

Yさんのケースを診た何年かあと、おなじようにやはり金曜日になるとめまい発作を起

こして、救急車で運ばれてくる若い女性が現われました。Yさんとまったくおなじで、月曜日には元気に退院していきます。

そのようなことが5、6回も続いたところで、私は「恋人」の存在について突っこんで話を聞きました。この患者さんもYさんと似た状況でした。

手遅れにならないうちにと、私は患者さん、その不倫相手、そして患者さんの両親、妹まで呼び出して、全員の前で「めまいの責任はこの男性にある」と事実を明らかにしました。何も知らなかった家族はたいへんショックを受け、まさに修羅場になりましたが、ふたりの関係はそれで終わり、病気の進行は食い止めることができました。

ケース3　良性発作性頭位めまい症

突然の激しい回転性めまい、エプリー法治療で解消！

男性52歳

52歳のTさんがグルグルと目のまわるようなめまいに襲われたのは、朝、起き上がろうとした瞬間でした。

初めての感覚に驚いて、なんとかしようと寝返りをうつと、また激しいめまいを感じます。耳鳴りや聴覚の異常、頭痛などはなく、めまい自体も2分もしないうちにおさまったものの、何か重大な異変が起こったのではないかと、すぐに救急車を呼びました。

内科に運ばれてきましたが、脳神経外科の検査を受けたほうがよいだろうと、頭部のCTをとりました。そこで、問題がなかったので、午前中のうちに耳鼻咽喉科にまわってこられました。

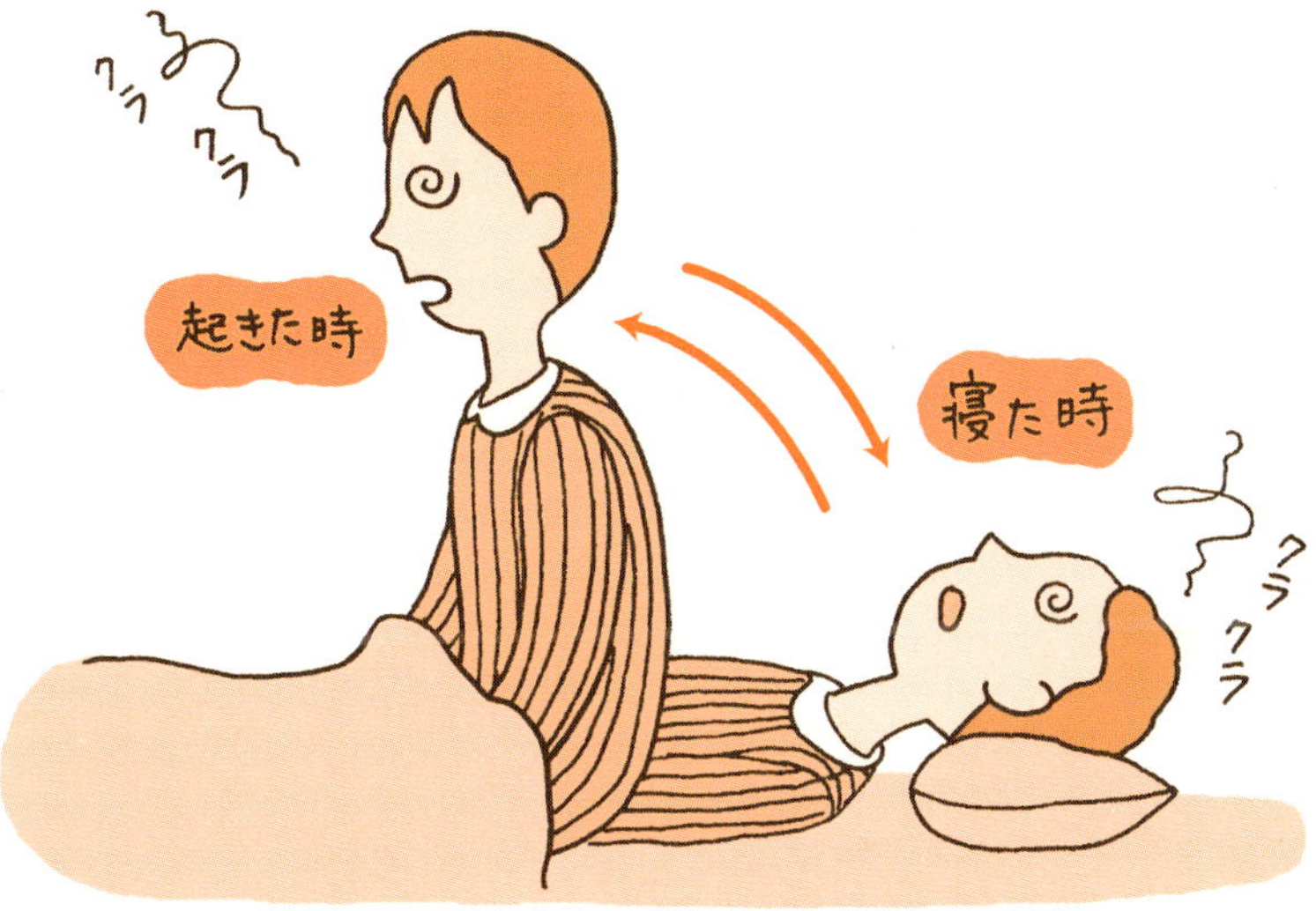

私はさっそく眼振検査をし、「良性発作性頭位めまい症」の診断をしました。

この良性発作性頭位めまい症は、診断のつくめまいのなかで最も多いといわれるのですが、特徴的な眼振が見られるので、専門家が検査をすれば、すぐに判断がつきます。

めまいを起こす頭位、つまり頭の位置は人それぞれで、寝たときや起きたとき、あるいは美容院で洗髪しているときに目がまわる人もいれば、洗濯物を干そうと上を向いたとき、ダンスで首を曲げたときに起こるという人もいます。

めまいは回転性のものが多く、とても激しいものですが、短時間でおさまってしまうことも、良性発作性頭位めまい症の特徴のひとつです。

そして、メニエール病は耳鳴りや難聴をともないますが、良性発作性頭位めまい症は、それらをともないません。

原因としては内耳のなかにある耳石器の耳

症状　激しい回転性めまい

検査　眼振検査

原因　耳石の脱落による浮遊耳石
良性発作性頭位めまい症と考えられる

治療　エプリー（Epley）法を実施（後半規管型のため）

結果　一度の治療で回復

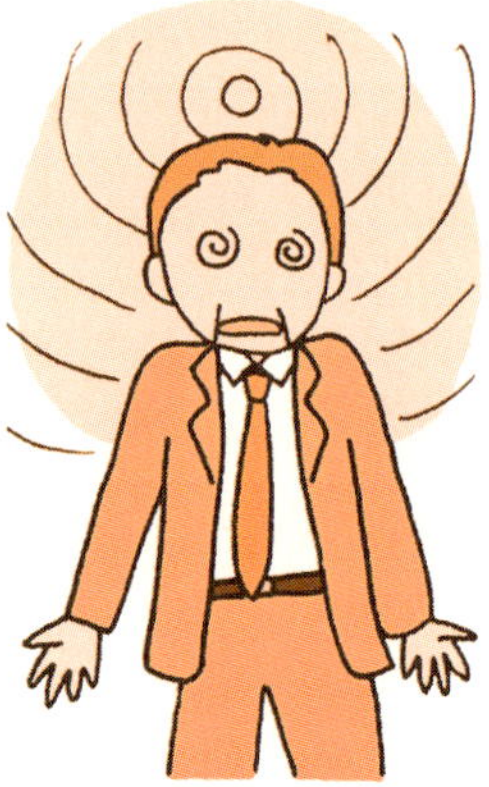

石（炭酸カルシウムの顆粒）がはがれて三半規管のうちの主に後半規管に流れて、刺激するためだと考えられます。この耳石の脱落は加齢のほか、頭部外傷や感染、内耳疾患によっても生じます。

私はTさんに「エプリー法（浮遊耳石置換法）」という治療を行ないました。

これは、頭部を回転して内耳の耳石を正常の位置のほうへ戻すという新しい治療法なのです。Tさんの場合は、一度の治療で、めまい頭位をとってもめまいを起こさなくなりました。

Tさんのように一度で治る人もいますが、何度も繰り返しめまい発作を起こす人もいます。

浮遊した耳石はちょうど、味噌汁のなかの小さな味噌のかたまりのように、反復運動をすることによって、自然にくだけてしまう場合もあるといわれています。

ケース4　自律神経失調症

更年期障害のめまいは自律神経失調症の場合も

女性48歳

いわゆる「自律神経失調症」の症状は多岐にわたっていて、全身、精神、各器官ともにその影響を受けます。

全身症状としては、立ちくらみ、倦怠感、全身がほてる、朝がつらいなどの症状があり、精神的にはイライラする、記憶力・集中力・注意力が低下する、寂しい、悲しいなどがあげられます。

また、各器官の症状で最も多いのは精神筋肉系の症状で、めまい、頭痛・頭重、腰痛などがあります。

ほかには、食欲不振、腹部不快感、便秘・下痢、動悸、四肢のしびれ感など数多くの不快な症状があるのですが、これらがひとつだけではなくいくつも重なって現われるのが、やっかいなところです。

48歳になる女性のSさんも、半年前から生理が不順となり、顔だけがほてるいわゆるホットフラッシュや首・肩のこりに加えて、乗り物に乗っているようなフラツキをたびたび感じるようになりました。

Sさんは、そのなかでもフラツキ感が気になり、内科を受診しましたが、「めまいを専門とする耳鼻咽喉科で検査をしてもらってください」といわれ、紹介状を持って、私のところに来られました。

難聴や耳鳴りの症状はなく、内耳にも異常は認められません。

そこで、ＳＴＡＩ検査をしましたが、こちらは正常な数値でした。

症状	主訴はフラツキ感
検査	内耳に異常が認められないので、 自律神経失調症の検査
原因	更年期を迎えてのホルモン異常
治療	婦人科での治療に切り替える

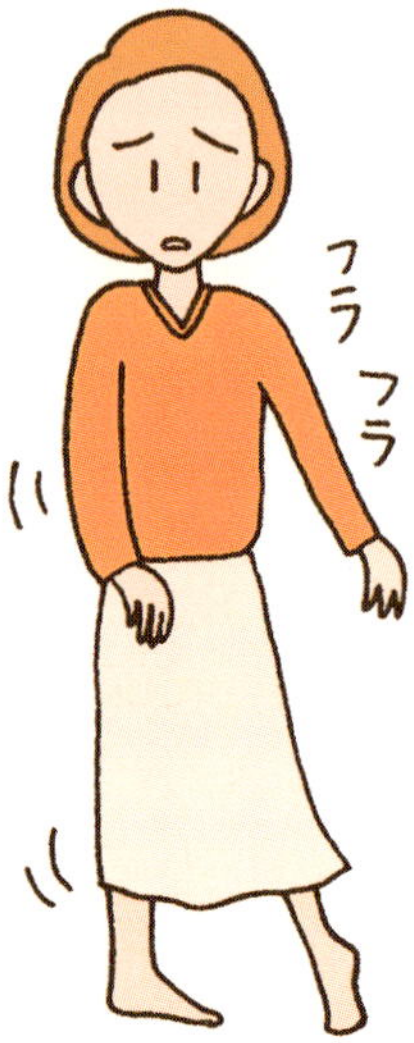

ところが、自律神経失調症の検査をすると、たいへん高い数値を示したので、婦人科で更年期障害の治療を受けられることをおすすめしました。

思春期、更年期はともに女性にとってホルモン環境が大きく変化する時期です。

ホルモンの変化に加えて、思春期は親からの独立の気持ちが芽生える、子供から女性に変わるといった精神的な変化もありますし、更年期には子供が独立していく、夫が定年を迎える、身体の老化を感じるといったことがあります。

つまり、ホルモン分泌の変化に精神的、環境的な因子が影響を与えて、自律神経失調症がより起こりやすくなるのです。

その因子がさまざまであるように、治療の方法も人によって違います。

更年期障害が原因の不調は時間が経てば特別な治療をしなくても、やがて症状はおさまるものですが、生活に支障が出るようなら、低下した女性ホルモンを補充するホルモン療法が行なわれることもあります。

ただ、いきなりホルモン療法を始めたり、漢方薬だけに頼ったりすると、症状が悪化するケースもありますので、医師とよく相談することがよいでしょう。

ケース5　ワークホリック

仕事一筋、まじめ人間が陥りやすい ワークホリックによるめまい

男性43歳

高度成長期以降、現代は二度めのワークホリック時代に突入している感があります。そして、仕事に打ちこむあまり、心身ともに疲れを訴える人が増えてきています。

成果主義に走る企業では、サービス残業は当たり前になり、仕事の時間帯は延長され、土日に出勤していることも多いようです。

そのような状態にだんだん慣れてしまうと、仕事をしていないと落ち着かないという仕事中毒に陥ってしまうのです。

それを自覚して自分自身で解消しようとすることのできる人は、バランスを取り直すことができますが、自分でも気づかないまま、ストレスを溜めこみ、日常生活に支障をきたすようになるケースも少なくありません。

証券会社に勤務する43歳のMさんも、そんなひとりでした。

午前9時の始業時間から一日が始まり、退社するのは午後10時をまわってから、という日々が続いていました。もちろん月に何度かの土日出勤にもすすんで出ていきました。

Mさんは仕事柄、コンピュータの前に座って仕事をすることが多く、肩こりや首のこりはあったものの、そのくらいは仕方がないか

なと思っていました。

ところが、3～4カ月前のある日、歩いていて急にフラツキ感を覚えました。階段の上り下りのときには、そのために危険を感じたほどです。

そして、フラフラする、フワフワするといった感じは立っている状態だけでなく、机の前に座っていても起こるようになってきたのです。じっとしていても身体が揺れるような気がしたときには、思わず地震かとあたりを見まわしたといいます。

それはやがて、コンピュータの画面をスクロールすると、むかつき、吐きそうになる、めまいがするというふうに広がっていきました。

Mさんが異変を感じて病院に来られたときには、「いままでになく、仕事に対してやる気が湧いてこない」「疲れがとりきれない」と訴えていました。

Mさんのめまいの原因を突きとめるべく、平衡機能の検査や眼振検査、CT検査を行ないましたが、異常は見つかりません。ただ、「自律神経失調症」の自己チェックリストをつけてもらうと、自律神経失調症の傾向が強いことがわかりました。

そこで、Mさんに生活自体を変えてもらうようにいくつかの提案をしました。

- 1週間のうち、2日でも3日でも早く帰宅する日を作る。
- 汗をかく運動をする。
- 現在、抱えている仕事を分散し、人に任せられるものは任せる。
- コンピュータにタイマーをセットしておいて、1時間に1度は仕事を中断し、ストレッチをしたり、冷たいタオルやアイマスクで目を休めたりする。

これらのことを守っていただくようにすると同時に、質のよい睡眠を確保できるようにするために睡眠導入剤を出しました。

その結果、Mさんのめまい症状は2週間く

らいで治ってしまいました。

Ｍさんのようなタイプの人は大勢いると思います。人生のほとんどが仕事で、公の自分はあるけれどプライベートな楽しみや趣味、あるいは何も考えない時間などはもてない。自分の価値を仕事にしか見いだせないので、ついついのめりこんでしまうという人です。

Ｍさんも仕事をしている自分を過大評価し、柔らかに自分を受け入れるという柔軟性に欠けていたのです。

このような人は性格タイプ別でいうと、いわゆるＡ型人間（１２１ページ参照）、つまり、几帳面すぎる面があり、まじめで、その分、自分自身に対する素直さに欠けていて、短気な面も持っています。自分が抱えた仕事は最後まで自分が責任を持ち、人に任せることに不安を持ってしまいます。

思いきって仕事から少しだけはなれてみる、仕事以外のことに目を向けるというだけで、Ｍさんのように、めまいを起こしてしまうような自律神経失調症からは解放されるのです。

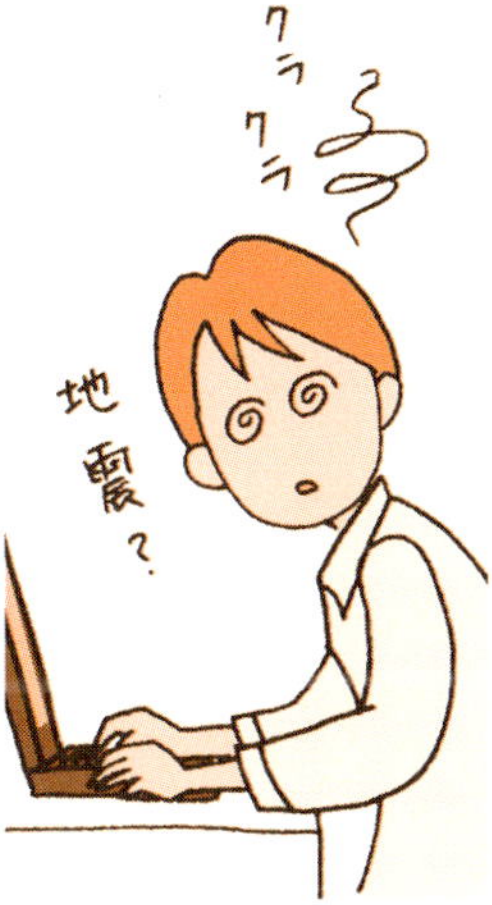

カフェイン過剰摂取によるめまい！

おなじように仕事人間のＷさん（39歳）も、めまいの症状を訴えて来院されました。

Ｗさんは締め切りに追われるマスコミ関係の仕事をしている人です。Ｗさんは、仕事をバリバリこなしながら、不安感に襲われることが多いといいます。

Ｗさんには、どの程度のストレスを抱えているかを知るために、臨床心理学の分野で多用されている心理テスト・ＳＴＡＩ検査を受けてもらいました。

Wさんのケース		Mさんのケース	
症状	フラツキ感　不安感	症状	フラツキ感　疲労感
検査	心理テスト・ＳＴＡＩ検査	検査	内耳に異常がないので、 自律神経の検査
原因	ストレスから カフェイン過剰摂取	原因	自律神経失調症の傾向
治療	コーヒーをやめてもらう	治療	睡眠導入剤の処方と 生活改善の進め
結果	数日で改善	結果	２週間くらいで改善

すると、性格的にどのくらいの不安やストレスを抱えているかを示す「特性不安」も、検査時に抱えている不安やストレスを示す「状態不安」も非常に高い数値となって出てきました。

　私は経験上、マスコミ関係でＳＴＡＩ検査の値が高いのは、カフェインのとりすぎではないかと思い、聞いてみると、１日に最高で12杯ものコーヒーを飲んでいるといいます。

　Ｗさんには、ただちにコーヒーを飲むことをやめてもらいました。すると、数日でめまい症状はすっかり消えてしまったのです。

　別の患者さんで司法試験を控え、カフェイン１００ミリグラムのカフェタブレットを１日に２〜３錠飲んでいた大学生も、フラツキ感、めまいを訴えてきたことがあります。

　カフェインの過剰が自律神経を乱し、めまい症状を引き起こすということはあまり知られていないかもしれませんが、充分に留意する内容です。

ケース6　うつ病

めまい・耳鳴りの裏に隠されていたストレスや不安による「うつ病」

男性55歳

55歳になる男性のＦさんは、めまいと耳鳴りがひどくなり、とくに歩いているときにフラツキ感を覚えたり、階段を上がるときにクラクラするような感じを持つようになりました。

どこか、身体に異常があるのではないかと、ある大学病院の耳鼻咽喉科でＭＲＩやＣＴ検査を受けましたが、診断の結果は「異常なし」ということでした。

なんとか元の健康な身体に戻したいと、大学病院で処方された抗めまい薬や利尿剤もきちんと飲んでいました。

それでも、徐々に症状は深刻化し、めまいや耳鳴りが気になって気力がなくなり、何をする気にもなれません。

めまいや耳鳴りを訴える患者さんのなかには、自分では処理しきれないようなストレスや不安を抱えていることが少なくありません。

私のところに来られたＦさんには「健康状態と不安状態を知りたいので、正直にテスト項目に○を入れてください」とＳＴＡＩ検査、健康調査票への記入をお願いしました。その結果は双方とも非常に高い数値だったので、具体的に生活状況についてお聞きしたところ、たくさんの問題を抱えていることがわかりました。

Ｆさんは最近、リストラによる早期退職を余儀なくされ、その後は再就職の先もまだ見つかっていないということでした。それが原因で、家では妻とのいざこざが絶えず、いつ

症状 めまい・耳鳴り・フラツキ感など

検査 ＳＴＡＩ検査、健康調査票

原因 ストレスから起こったうつ病

治療 抗不安剤を処方

結果 徐々に回復

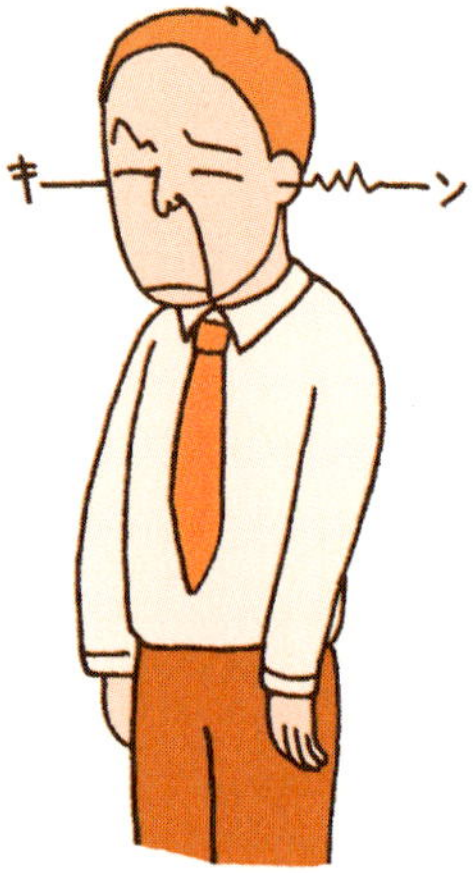

もイライラし、しだいに気分が滅入った状態になってしまったといいます。

早期退職・家庭内の悩みがFさんに重くのしかかり、そのストレスが引きがねとなって、めまい・耳鳴りの症状が出ていたのです。

心因的な要素が多く、不安状態やうつ状態に対する治療が必要だと私は考えました。

そこで、利尿薬、抗めまい薬などの服用はやめてもらって、抗不安剤に切り替えたところ、徐々に症状は回復していきました。

このケースも、めまい・耳鳴りといった症状だけに目を向けていては解決のできない症例です。

医師も患者本人も、その背景因子を充分に把握し、どのようにすれば安定した状態を作りだせるかということを考えることが重要であるというケースのひとつです。

第2章

あなたの「めまい」の原因は、どの病気？

耳の病気が原因のめまい

ストレスが大きく影響するメニエール病

めまい＝メニエール病ではありません

「メニエール」というのは、フランスの内科医プロスパー・メニエールの名前に由来しています。１８８０年代半ばまで、めまいは脳の異常で起こると考えられていましたが、内耳の異常によっても起こることがメニエールの研究で初めてわかったのです。

　ある日突然、「天井がグルグルまわる」「目がまわって、とても立っていられない」という経験をしたことはないでしょうか？　こうした「めまい」に襲われると、「メニエール病ではないか」と考える人も少なくないと思います。現在、国内でメニエール病と確定診断されている患者数は意外に少なく、７万人から10万人くらいです。しかし、近年、増加の傾向にあることは間違いありません。

　メニエール病の男女比は１９６０年代には男性が多かったのですが、１９７５年にはほぼ同数になり、１９９０年の調査では男性38・４％に対して、女性が61・６％と増加しています。とくに若い女性に増えてきていて、このような傾向は米国でもおなじように見られます。女性の社会進出と関連があるのではないかといわれているのですが、正確な原因についてはわかっていません。

　また、年齢をみると、30代、40代、50代の働き盛りに多く、10代や70代以上の人が発症することはないといわれていました。ところ

メニエール病の発症状況

メニエール病の男女比

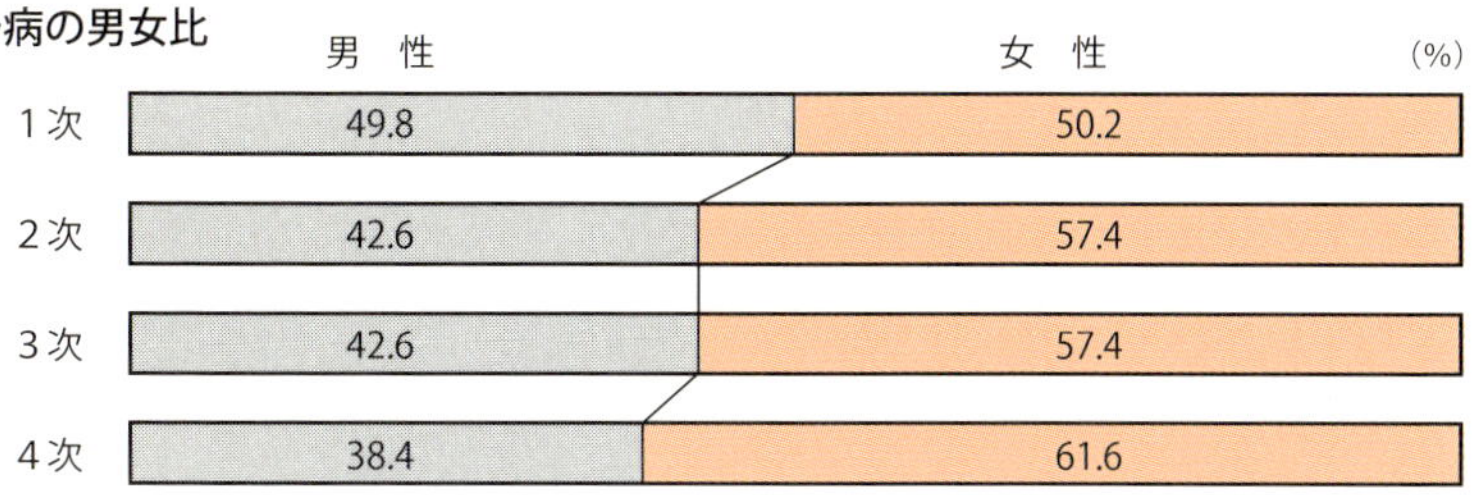

１次：1975～1979（除1977）　２次：1982～1984　３次：1990　４次：2000

厚生労働省特定疾患前庭機能異常調査研究班

１次調査における発症年齢分布図

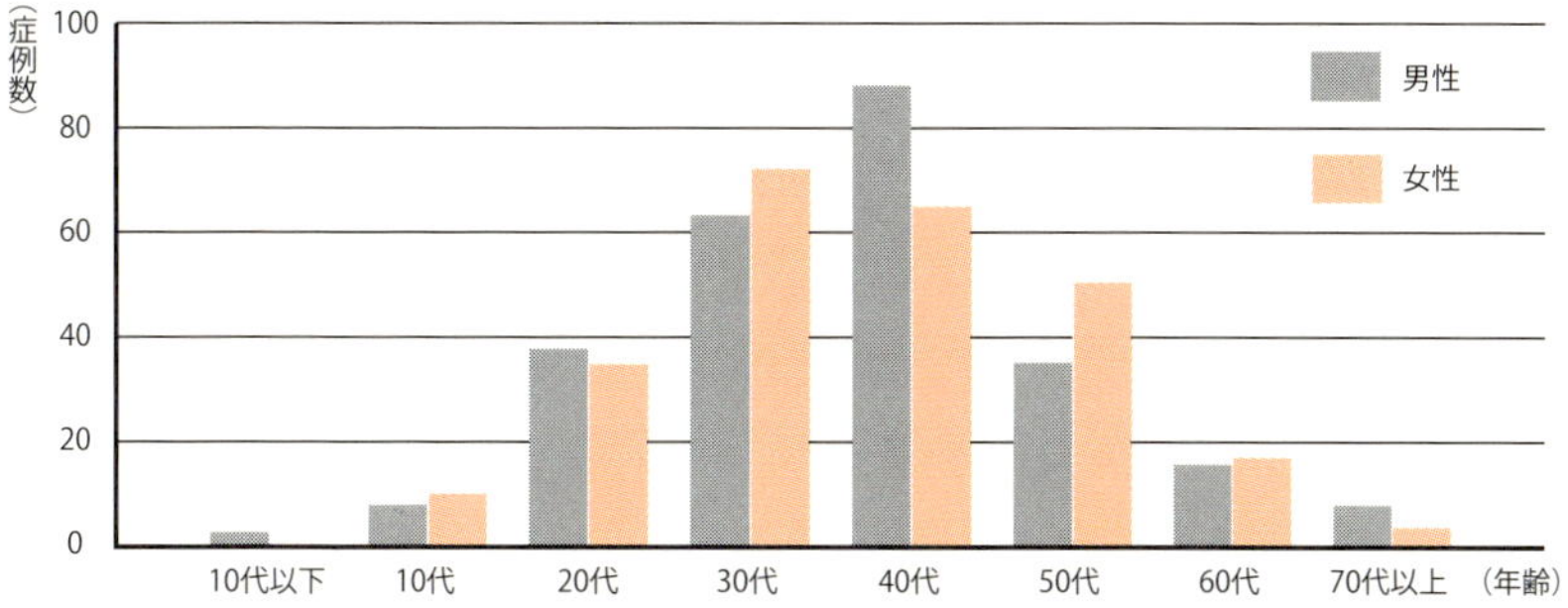

厚生労働省特定疾患前庭機能異常調査研究班

発病（調査）時の職業分布

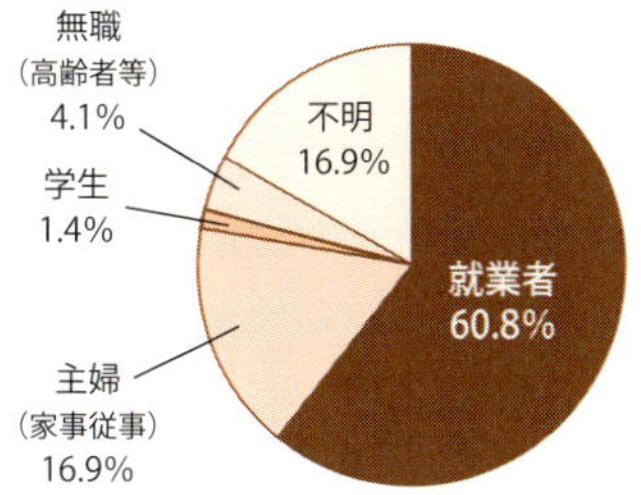

Equilibrium Res Suppl7 p1

めまい発症時刻

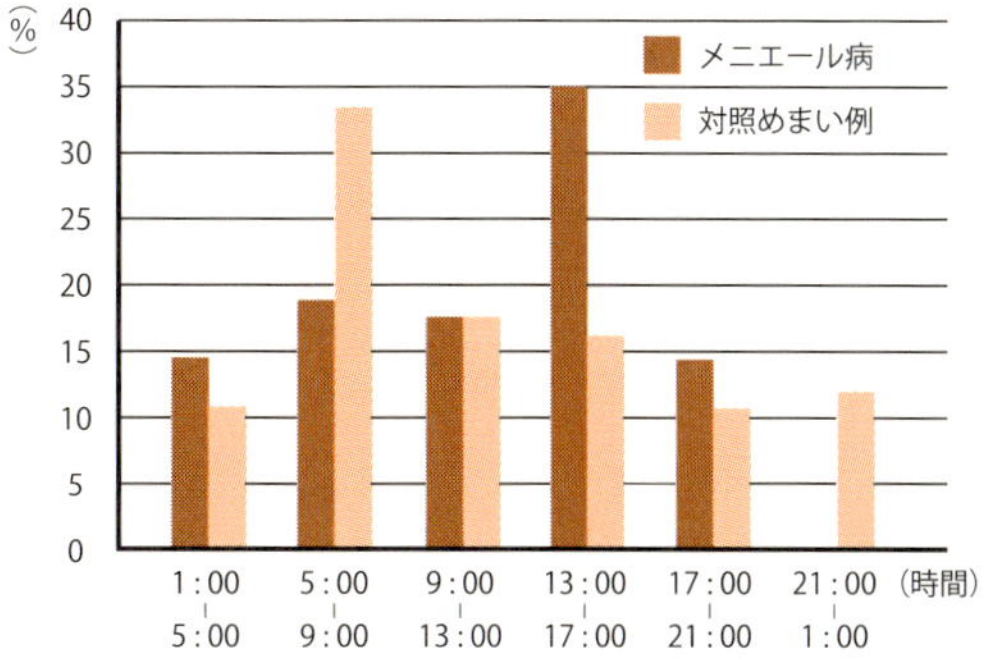

Equilibrium Res Suppl7.p1

が、最近では中学生、高校生、大学生でもメニエール病になる人が出てきました。メニエール病と診断された小学生高学年の子供もいます。

小学生、中学生がメニエール病を発症する背景には、親子関係、友人との関係、受験などの問題があるということも覚えておいてほしいことのひとつです。

また、めまい発作を初めて起こした時間帯を見てみると、86%が生活時間帯に集中しています。これは、メニエールとストレスの関連が大きいことを示していると思われます。

ストレスのことについては、あとの章で詳しく触れていきましょう。

めまいの代名詞のように使われる「メニエール病」ですが、めまいを訴える患者さんのなかで、確実にメニエール病と診断できる例はあまり多くありません。本当にメニエール病かどうか、そこから知っておく必要があります。めまいと吐き気があるだけで、「メニエール症候群」という病名をつけられることもあります。しかし、メニエール病は独立した病気なので、「症候群」いう言い方は適切ではありません。

メニエール病はどんな病気?

では、メニエール病とは、いったいどんな病気なのでしょうか?

メニエール病の診断のポイントはふたつあります。

まず、**回転性めまい発作が何回も繰り返し起こる**ことです。吐き気や嘔吐をともなって、数分から数時間続くのですが、発作の頻度はまちまちで、1カ月に何度も起こる人もいれば、年に数回という人もいます。

発作のなかには、回転性のめまいでない場合もあります。

このめまいは一般に特別に何かきっかけがあって起こるというものではなく、突然、襲っ

メニエール病診断基準

1	回転性めまい発作を反復すること
2	耳鳴り、難聴などの蝸牛症状が反復、消長すること
3	1、２の症状をきたす中枢神経疾患、ならびに原因既知のめまい、難聴を主訴とする疾患が除外できる

Ⅰ 確実例：１、２、３の全条件を充たすもの
Ⅱ 疑い例：１と３、または２と３の条件を充たすもの

メニエール病診断の手引き（厚生省研究班　1974 年）

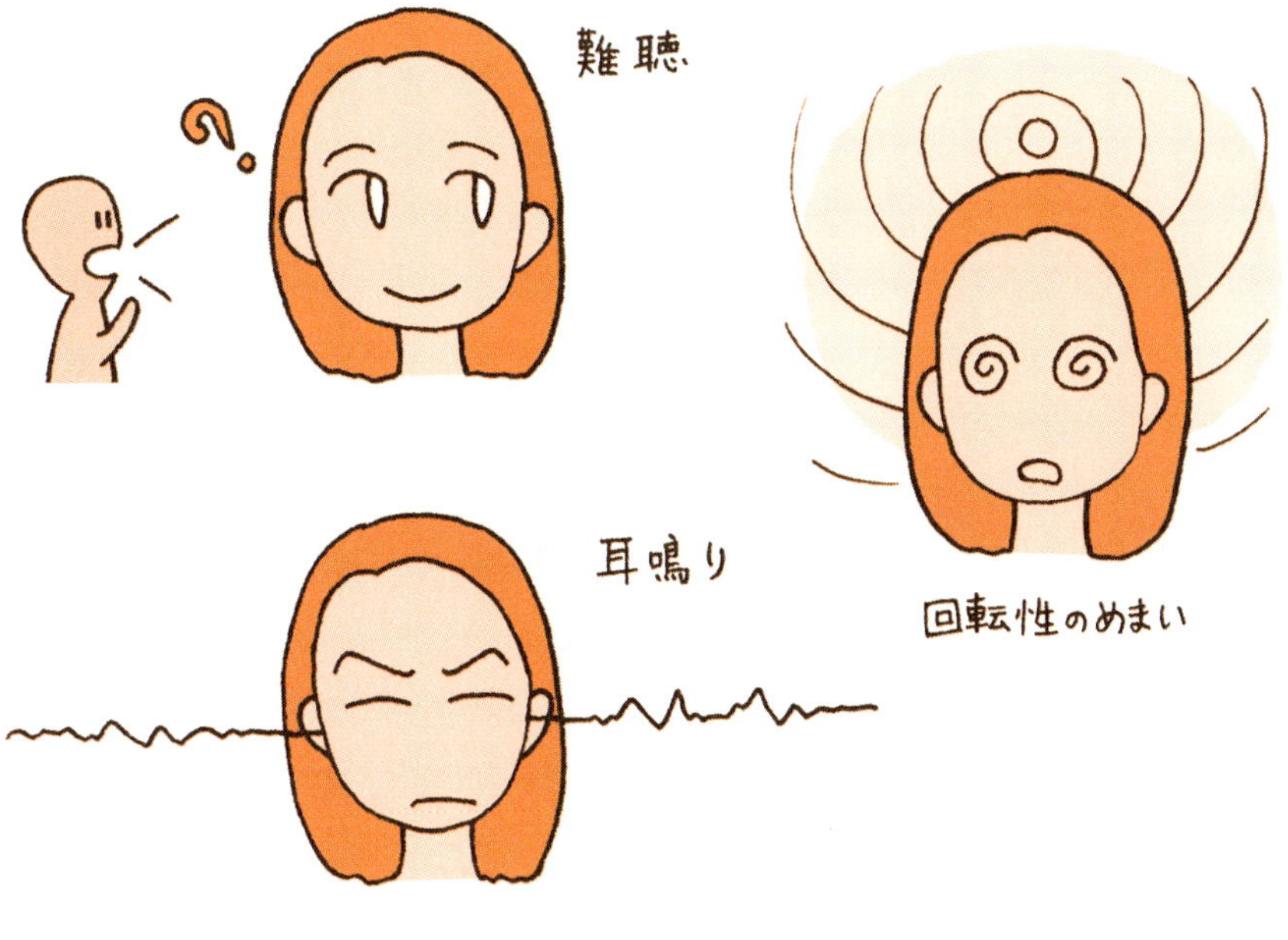

てきます。

そして、発作中は水平回旋混合性の自発眼振といって、特徴のある目の動きを示します。

ふたつめの診断のポイントは、**めまいとともに耳鳴り・難聴が繰り返し起こる**ことです。

初めて激しいめまいに襲われた人は、気が動転してしまって、耳鳴りや聞こえにくさに気づかない場合が少なくないようですが、めまいがおさまると同時に耳鳴り、難聴も軽くなっていきます。

そのほかに、いわゆる耳がつまったような耳閉塞感や強い音に対する過敏性を訴える例も多くみられます。

耳鳴り、難聴をともなっためまいが繰り返し起こるとき、メニエール病が疑われるわけですから、いくら激しいめまいでも、1度だけではメニエール病とは診断されません。

また、メニエール病では手足がしびれたり、意識がなくなったりするようなことはありません。このような神経症状が出たときには、脳梗塞や脳腫瘍、脳の血管障害を疑ってみたほうがよいでしょう。

耳鳴り・難聴が繰り返されると、メニエール病に移行することも

メニエール病を取り囲む類縁疾患もいくつかあります。

蝸牛型メニエール、急性低音障害型感音難聴といった病名のつけられるものがそれにあたります。めまいがまったくなく、耳閉感や低音部の難聴、低い耳鳴りだけが症状として起こります。このときの低い耳鳴りは「ボー」あるいは「ボワン」と聞こえると表現される方が多いようです。

また、これらは低音部型突発性難聴と表現することもあり、難聴のほか、耳鳴りをともない、耳がつまった感じがしたり、音が響く感じがしたりするような軽いものからまったく聞こえなくなる重いものまでさまざまです。

めまい発作がないのでメニエール病とはい

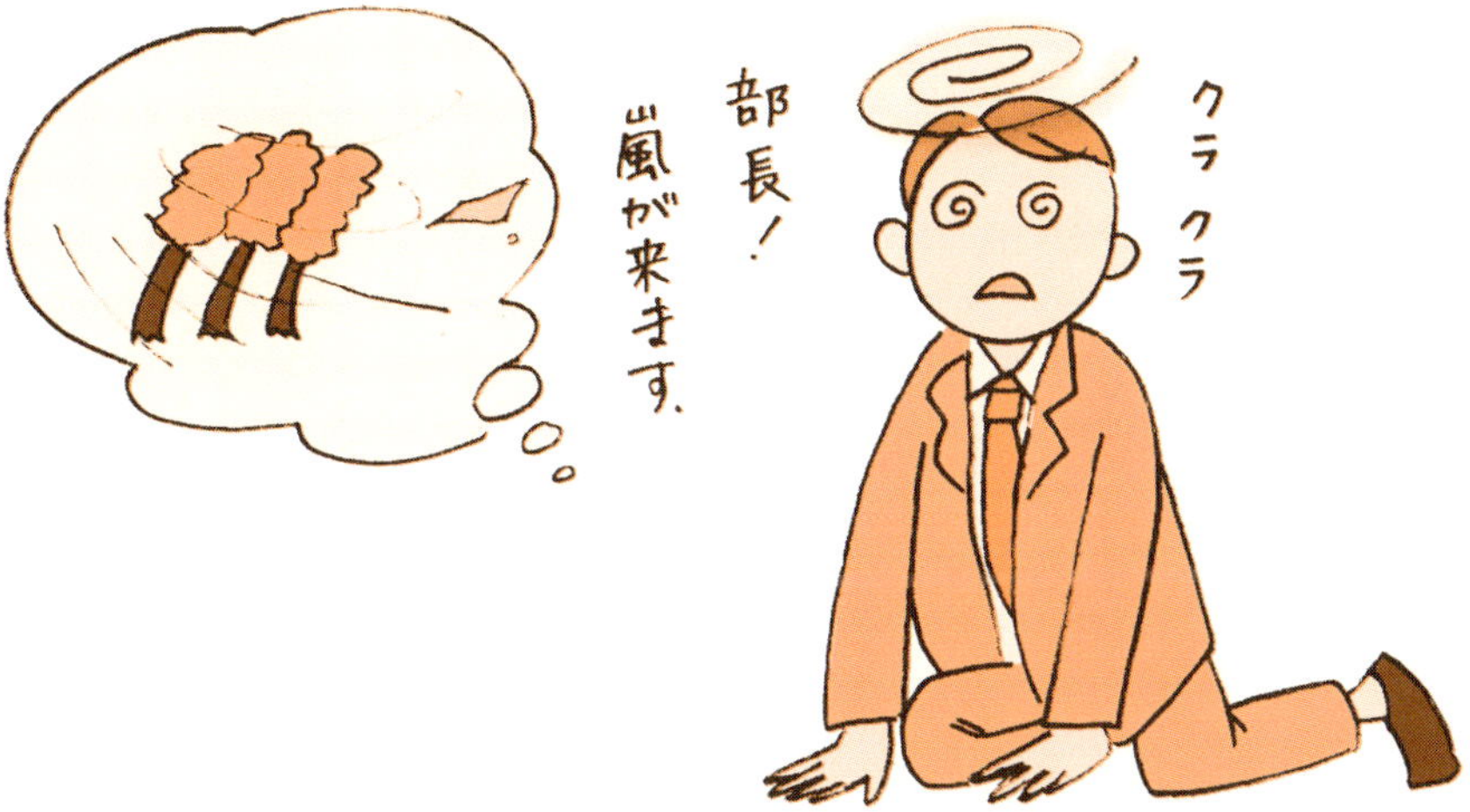

えないのですが、めまいがないからといって安心してはいられません。このような症状が繰り返される人のうち、約10～15％がめまいをともなうメニエール病に移行します。10～15％というのは当院のデータで、施設によっては20％は移行するという報告もあります。

めまい発作を何度も経験していると、それに慣れてしまって、めまい自体は軽く感じるようになる人もいます。しかし、耳鳴りや難聴は、発作を起こすたびにだんだん強くなっていきます。

季節の変わりめ、ストレスがめまい発作に影響する

めまい発作は疲労や睡眠不足、日常生活のなかでの心配事が重なってストレスを過剰に抱えこんだときや季節の変わりめなどに、多く現われるようです。人によっては低気圧が近づいてくる、天候が変わるというだけでめまいに襲われることもあります。

また、稀《まれ》に性周期と一致して、排卵から生理が終わるまでの期間に起こる人もいます。

メニエール病の原因

メニエール病の原因は、内耳の内リンパ水腫といわれています。

メニエール病の発作時には内耳のなかを流れる内リンパ液の量が増え、内リンパ水腫が起こっています。水腫ができるのは、内リンパ液が過剰に作られ、その吸収がうまくいかないためです。

内リンパ液の量が増えると、内耳全体が風船のように膨らみ、蝸牛や三半規管の感覚細胞の機能が乱れます。その結果、めまいや難聴、耳鳴りが起こると考えられます。

どうして内リンパ水腫が起こるのか、その点についてはまだ不明です。ウイルス感染説、自己免疫疾患などいろいろな説がありましたが、それらは否定的であり、現在のところ、その結論は出ていません。しかし、精神的なストレスが大きく関与しているという背景はあります。

メニエール病の治療には ストレスの除去が有効！

メニエール病の患者さんの血液のストレスホルモン（視床下部・下垂体系ホルモン）を測定すると、統計的にきわめて高い数値を示すことがわかりました。

これは私が10年ほど前に２００人以上のメニエール病の患者さんを3年間にわたって調査した結果、わかったことです。

ただ、このなかで現在では否定せざるをえないものも出てきました。それは当時の研究結果から、ストレスホルモンのなかでもバゾプレッシン＝抗利尿ホルモン（ＡＤＨ）が著しく高かったものですから、これがメニエール病の原因だと提唱したのですが、その後の研究で、当初の考えとは違う結果が出てきま

内耳のしくみ

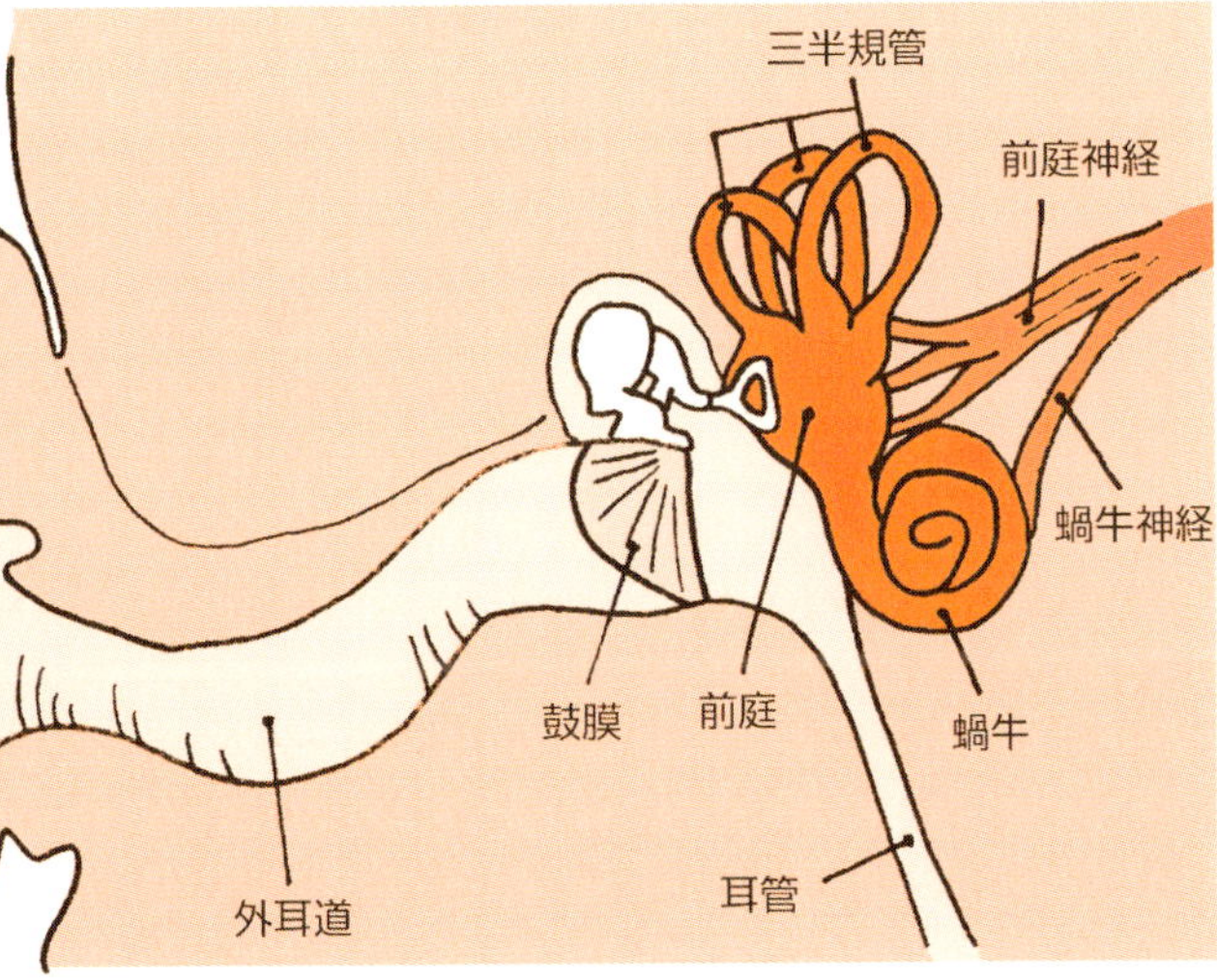

した。というのは、７〜８年前にＡＤＨを打ち消す薬が開発され、患者さんの了解のもとに使用したのですが、めまい症状はおさまらなかったのです。

逆に、メニエール症状の出ていない患者さん８名にＡＤＨを上昇させる処置をしましたが、メニエール病の発作は起きませんでした。

さらに、メニエール病ではない成年男子５００人以上に動揺病の誘発実験に協力してもらい、ＡＤＨを正常の20〜50倍まであげたのですが、誰ひとりとしてメニエール病の症状を起こしませんでした。

これらのことから、メニエール病にストレスが関係していることは明らかですが、ＡＤＨは原因ではなく、結果であるということがわかったのです。

メニエール病の治療には、原因ではなく結果であるＡＤＨを下げても有効ではなく、源となっているストレスを除去することが有効なわけです。

決まった頭の位置で起こる良性発作性頭位めまい症

特定の頭位で起こる数十秒以内の激しいめまい

朝、起き上がろうとしたとき、また、夜、眠ろうと横になったときや寝返りをうったとき、あるいは棚にあるものを取ろうと上を向いた瞬間などに激しいめまいに襲われるのが「良性発作性頭位めまい症」です。

めまいを起こす頭の位置を「めまい頭位」というのですが、それは人によって異なっていて、ストッキングを穿こうとしたときや美容院での洗髪中に起こるという人もいます。頭がちょうど「めまい頭位」をとったときに繰り返し起きますが、めまいの時間はそう長くはありません。そのままの姿勢でいても数秒から2分以内に、おさまるのが普通です。

性別では女性のほうが男性の1・5～2倍程度と多く、年代別では40～60代に多く見られるようです。

問題はメニエール病と診断されたあと、良性発作性頭位めまい症が起きると、あるときはメニエール病の症状が現われ、またあるときは良性発作性頭位めまいが現われと、症状が一様でなく、診断がなかなかつきにくいと思われるときです。

内耳の三半規管と耳石器の異常が原因か

良性発作性頭位めまい症は内耳性めまいのうちの比較的頻度の高い病気と思われます

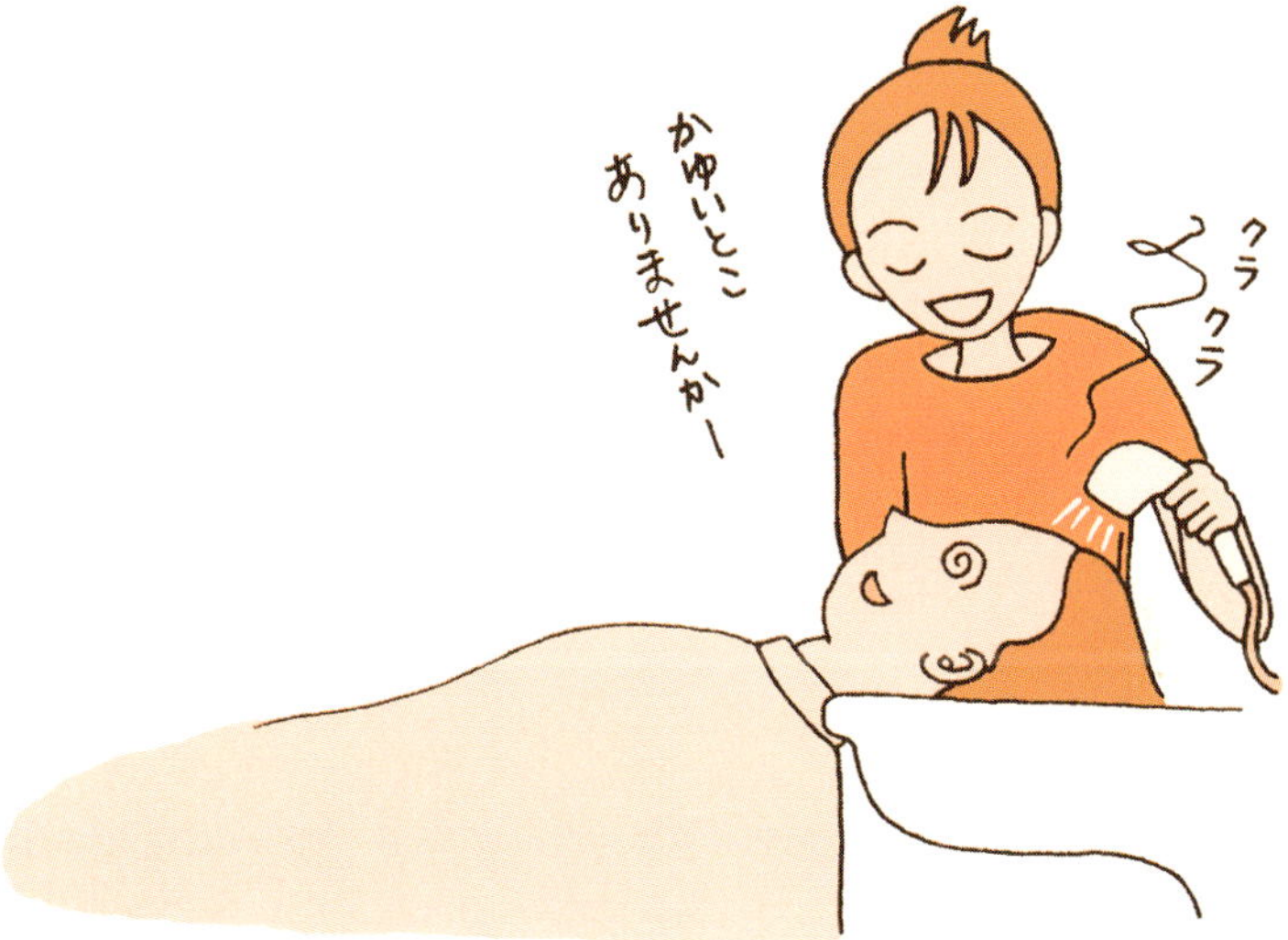

が、その原因や症状などはメニエール病とは異なります。メニエール病の諸症状が内リンパ水腫によって引き起こされると考えられているのに対して、良性発作性頭位めまいは耳石器から脱落した耳石が後半規管や水平半規管などの膨大部に堆積（クプラ結石症）したり、半規管内を移動する浮遊耳石（半規管結石）により数秒～2分程度の短い回転性めまい発作を引き起こす病気です。

発作の特徴としては耳鳴りなどはなく、頭位の変換にともなって、めまいが起こります。良性発作性頭位めまい症の大半は後半規管に病巣があり、その多くは半規管の浮遊耳石によるといわれています。

水平半規管型の良性発作性頭位めまい症の頻度は少なく、2／3が半規管の耳石浮遊、1／3がクプラ結石症といわれています。

半規管結石症では数秒前後の潜時のあと、10数秒程度のめまいが、クプラ結石症の場合は2分近くも続くといわれています。

耳の病気が原因のめまい

突然、激しいめまいが起こる前庭神経炎

吐き気をともなうような突然の激しいめまい

前庭神経とは三半規管や耳石器からの情報を脳に伝える神経のことです。そして、その神経に障害が起きたものを「前庭神経炎」と呼ぶのです。

この病気になると、何の前触れもなく、激しい回転性めまい、吐き気、嘔吐に襲われ、起きあがることもできないほどです。平衡感覚を伝える神経が一時的に障害され、機能しなくなるので、人によっては歩行困難になることもあります。ただし、耳鳴りや難聴はともないません。

前庭神経炎によるめまい症状は2〜3日でおさまりますが、フラフラ感やフワフワ感、頭重感などから解放され、完全に治るまでには1カ月〜数カ月かかることもあります。

前庭神経炎では、目がリズミカルに左か右の方向に動きますが、ほとんどの人が数日間でおさまります。しかし、なかにはめまい感がなくなっても眼振だけが残る人もいます。

このめまいは一過性のもので、何度も繰り返す性質のものではありません。しかし、一度発作がおさまっても体調が落ちると、数カ月後、あるいは数年後にふたたび発作を起こす人もあります。

発症しやすい年齢は30〜50代ですが、高齢者にもみられ、小児に起こることはきわめて稀です。

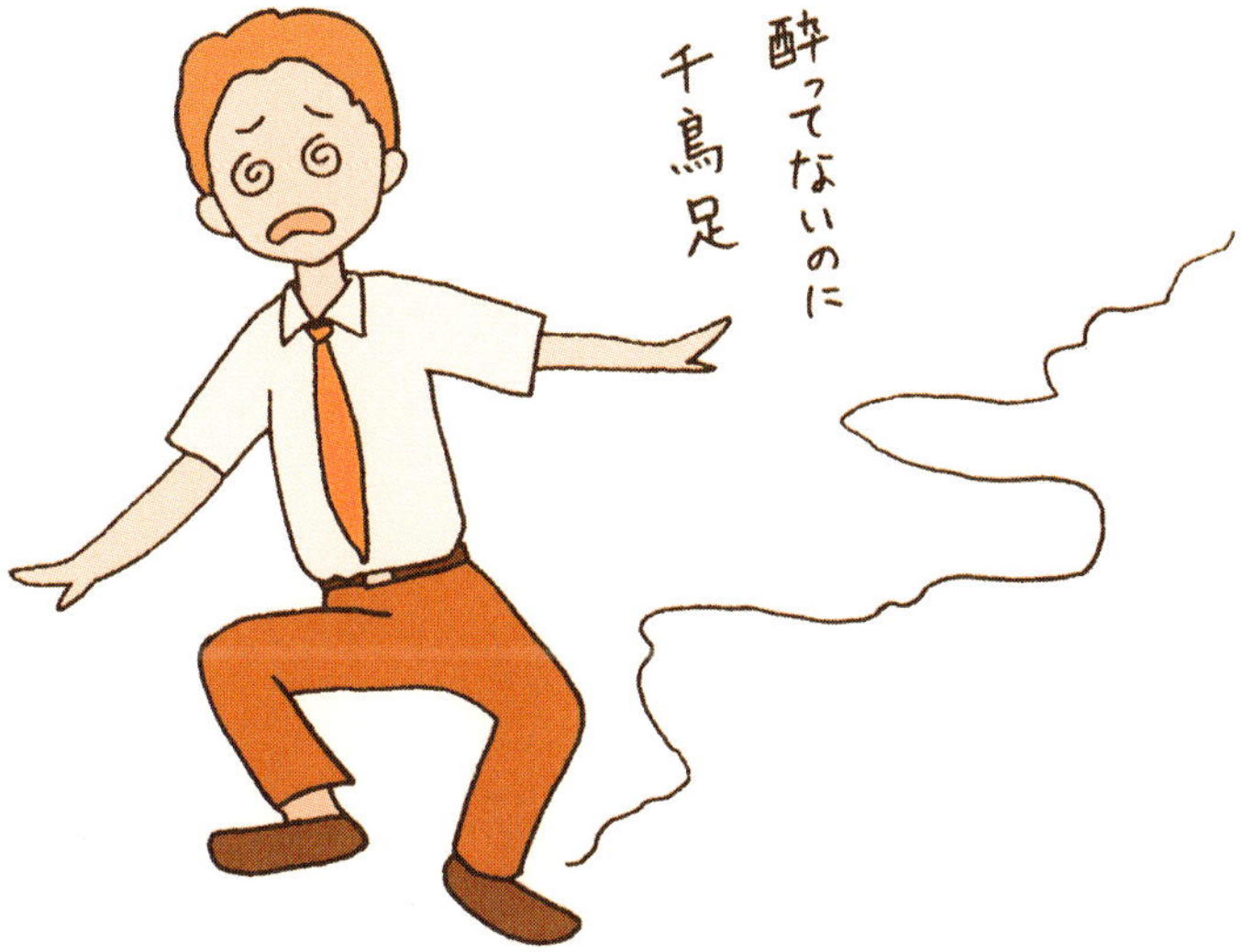

ウイルス感染が原因ともいわれるが、正確には不明

前庭神経炎は風邪をひいたあとに発症しやすいので、ウイルス感染が原因だとする説が一般的ですが、血液の循環不良によって起こるという説もあります。

いずれにしろ、ウイルスか循環障害による片側だけの前庭障害で、症状の激しさから重篤な病と感じる人も多いのですが、生命にかかわるようなものではありません。

対症療法として、吐き気止め、鎮静剤の注射や投薬が行なわれます。

また、神経の働きをよくするためにビタミン剤や循環改善薬、ステロイド剤が用いられることもあります。

薬物を使った対症療法を受け、安静にしていれば、かならず回復しますから、心配はいりません。身体運動を中心とした平衡機能運動を取り入れることも効果的です。

耳の病気が原因のめまい

時間単位や日単位で増悪する高度難聴は「外リンパ瘻《ろう》」を疑え

ささいな動きがきっかけで発症

ある日、突然、めまいと難聴が起こる病気のひとつに外リンパ瘻があります。引きがね、いわゆる誘因のあるものとないものに分けられます。

内耳のなかには脳脊髄液とおなじものがあり、これを外リンパといいます。

内耳と中耳の境には、内耳窓と呼ばれる膜があります。内耳窓には正円窓と卵円窓というふたつの窓のような膜があるのですが、鼓室内の圧力や脳内の圧力が急に変化してしまうと、いずれかの窓が破れます。その膜が破れて、内耳にある外リンパが鼓室内に漏れてしまうことがあるのです。これが「外リンパ瘻《ろう》」です。

このことから、古くは外リンパ瘻を「内耳窓破裂」と呼んでいました。

脳脊髄圧が高まるときにこのような現象が起こるのですが、その誘因としては日常のなにげない行動があげられます。

たとえば、トイレでイキむ、重いものを持つ、鼻をかむ、クシャミを無理に止めた、エアロビクス中、遠心力のかかるような回転性の遊具で遊ぶ、飛行機の下降中、交通事故で頭を打った、タクシーのドアをバンと閉めたときなど、さまざまです。

この外リンパ瘻を発症した人のうち、約7％に「ポン」「パチン」という弾けるよう

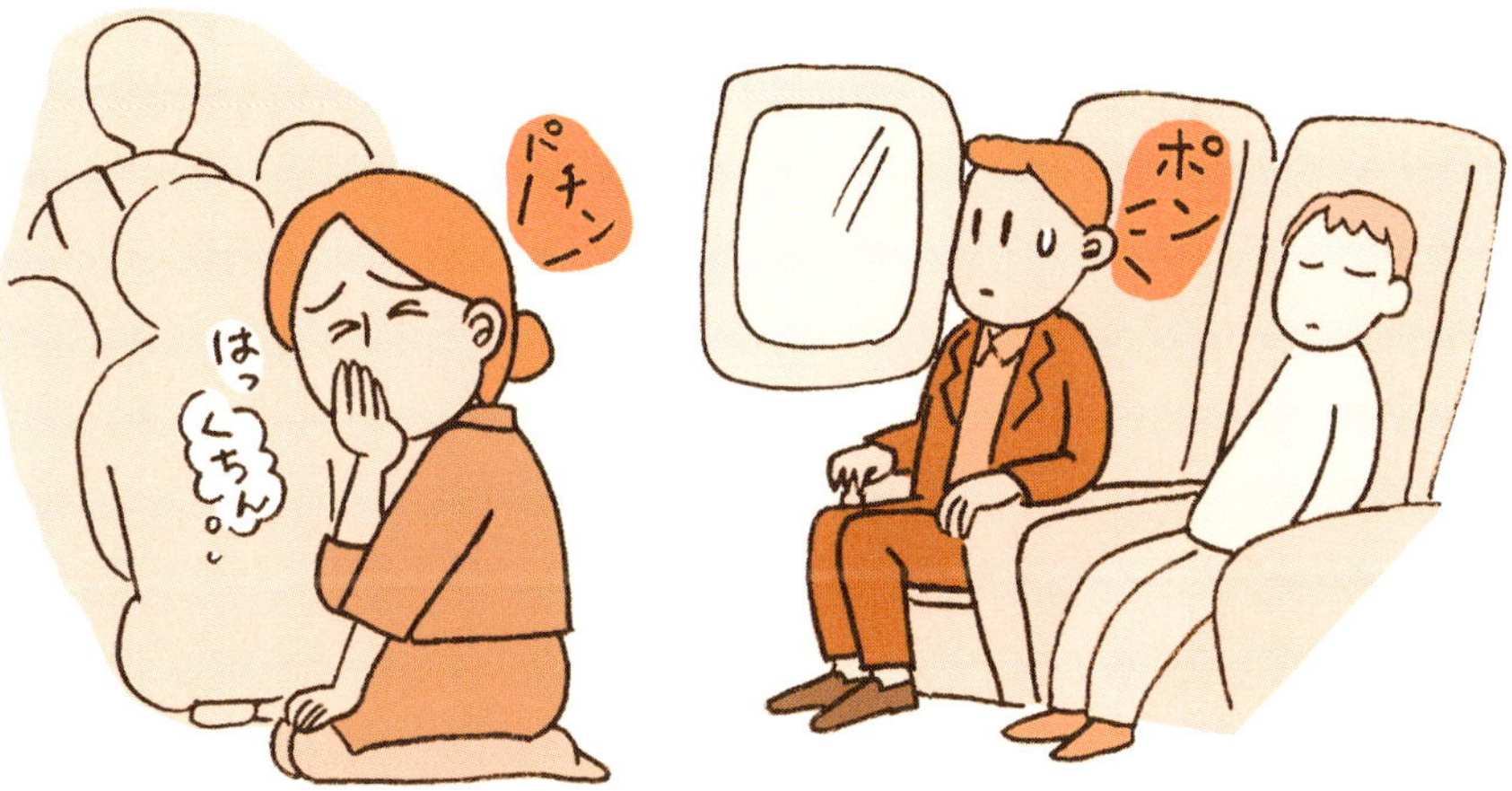

な音（ポップ音）が聞こえるというケースが見られます。これがあれば、ますます外リンパ瘻が疑われます。

先にあげた誘因となる行動は外リンパの圧が高まるような動作なのですが、誘因の認められるものは全体の半数以下で、その他は原因不明です。

時間をかけず症状が進行するのが特徴

外リンパ瘻の特徴は時間単位、日にち単位で難聴が進行、めまいをともなうこともあるということです。

また、まったく原因がなく、難聴が徐々に進行していき、耳鳴りが強くなってくる特発性外リンパ瘻というものもあります。原因がわからないから特発性という言い方をするのです。

最近の例では、耳鳴りが朝から出はじめ、なんとなく聞こえが悪いと気づき、夕方には聴力が悪くなり、近医で薬をもらったものの、翌日にはさらには悪化、次の日に耳鼻咽喉科を受診したら、まったく聞こえなくなっていたというケースがありました。３日間で完全に聴力を失った例ですが、痛みはまったくありません。

めまい感・耳鳴りをともなうこともあります。めまいの種類はさまざまで、フラツキ感、回転性のめまいを起こす人もいれば、まったくめまい感はないけれども、眼振の出ているという人もあります。水が流れるような「ザー」「ジャー」という耳鳴りがすると訴える方もいます。

突発性難聴はある日突然、聞こえなくなりますが、外リンパ瘻というのはある程度時間をかけて難聴が進みます。

内耳窓の破れはＭＲＩやＣＴなどの画像診断ではわからないので、現時点では試験的鼓室開放術を行なって、顕微鏡を使い、水が漏れているかどうかの内耳窓のチェックをするしかありません。

最近、漏れた液を調べて、外リンパの漏れかどうかを診断する方法も開発されましたが、これはまだ開発研究中です。

特発性の外リンパ瘻を発症する人は日常生活のなかで疲労やストレスのたまっている人に多いようです。

外リンパの漏れを疑われる場合には、できるだけ早く、手術を含めた治療を始めることが大切です。

すぐに入院し、安静にすることがいちばんなのですが、必要であれば試験的鼓室開放術を行ない、水が漏れていれば、漏れているところを筋肉（側頭筋）の膜で破れた窓にフタをする処置を施します。

症状が出てから2週間以内に手術をするのがベストですが、手術ができないときにはステロイド剤の内服、点滴や循環改善剤を使用して、対処します。

耳の病気が
原因のめまい

長い時間をかけて突然、めまいが起こる「遅発性内リンパ水腫」

10～20年をかけて突然、発症

遅発性内リンパ水腫は、メニエール病の類縁疾患です。特徴的なのは片方の耳がほとんど聞こえないか、まったく聞こえないほどの高度の感音難聴になってから、10年20年という長い年月をかけて突然めまいが起こるということです。

たとえば、交通事故で頭を打ってしまい、片方の耳が聞こえなくなってから、10年、20年後に突然、めまい発作が起きるようなケースも見られます。

このめまい発作は一度起きると、メニエール病とおなじように、疲れやストレスが引きがねとなって繰り返し起こるタイプのものです。

ただ、メニエール病と違うのは、メニエール病は発作を繰り返しながら、徐々に難聴が進んでいくのに対して、遅発性内リンパ水腫は初めから聞こえません。出発点の聴力障害の程度がメニエール病とはまったく違うのです。

検査は、聴力検査をまず行ない、眼振の検査を行ないます。さらに聴神経腫瘍がないかどうかを画像診断で確認します。

治療には利尿剤、循環改善剤、精神安定剤などを用いて、メニエール病の治療とおなじような方法がとられます。

耳の病気が原因のめまい

めまいがおさまっても難聴が残る「内耳炎」

原因が髄膜炎の場合、難聴が残ることも

内耳炎の原因は大きく3つに分けられます。まずは背景に中耳炎があって、そのばい菌が内耳まで炎症を及ぼし、内耳炎になったものがあります。中耳炎は汚い鼻水をすすったりすることによって、ばい菌が鼻から耳の管を伝って耳のほうに行ってしまうことで起こるのです。多くの場合に難聴をともない、このときにはめまい感が出るケースもあります。

内耳炎の前には中耳炎を起こしているので、中耳から膿が出る（耳漏）、熱が出る、耳が痛いという自覚症状のほか、画像診断で側頭骨のなかに炎症を認めることで、その診断がつきます。ただ、内耳には痛みの神経はないので、このときの痛みは中耳炎による痛みです。

重要なのは鼓膜に異常がないか、ていねいに視診をすることでしょう。膿が出ていないか、画像診断で側頭骨のなかに異常がないかを診て、聴力検査も行ないます。

抗生剤の発達で中耳炎になる人のなかでも、内耳炎にまでなる人は非常に稀で、昔ほどは多くはありません。それだけ内耳炎からくるめまいも減ってきています。内耳炎では多くの場合、回転性のめまいを感じます。

中耳炎の場合は、薬剤耐性の中耳炎があり、それにかかると、長引くケースがあり、何度も繰り返すこともあります。

内耳炎の治療法は抗生剤の内服、ないし点

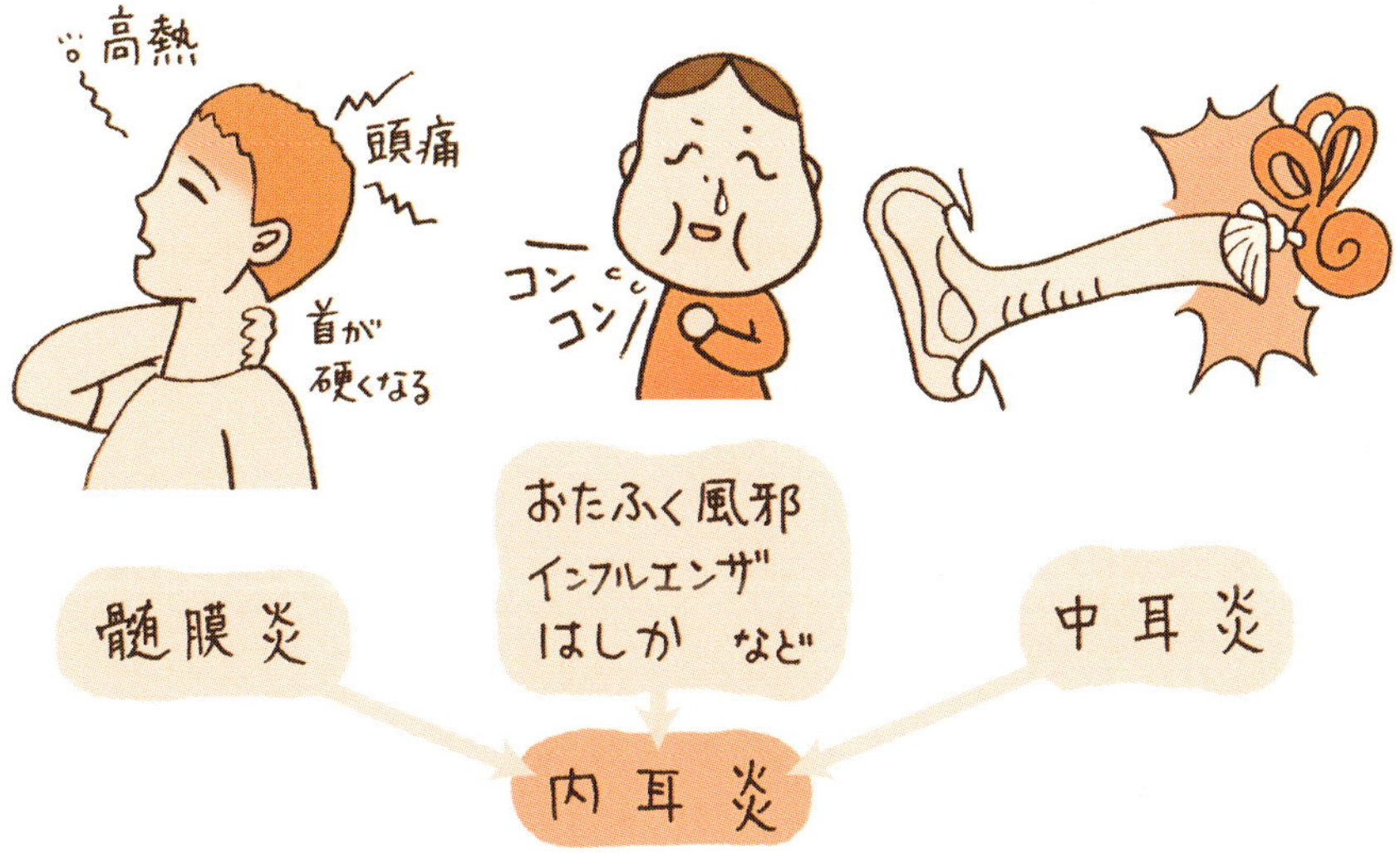

滴によって行なわれます。

内耳炎によるめまいは内耳炎が治ればおさまりますが、原因がウイルスの場合、難聴が残る場合もあります。

おたふく風邪、インフルエンザ、はしかなどのウイルスなどが代表的ですが、ウイルスが身体の血液をまわって内耳に炎症を起こすので、「ウイルス性内耳炎」といいます。血行性の内耳炎で、これは片方の耳がほとんど聞こえなくなる可能性の高い病気です。これにはあまりめまい感はありません。

これ以外に髄膜炎の細菌が内耳に移行して内耳炎を起こすことがあります。この場合も高度難聴になり、回転性のめまいをともないます。髄膜炎は激しい頭痛、高熱、首が硬くなるなどの諸症状が第一段階にあって、いきなり内耳炎になることはありません。

抗生剤の発達によって、髄膜炎は治りますが、抗生剤がきかないという稀なケースで内耳まで炎症が広がることがあるのです。

帯状疱疹ヘルペスウイルスに感染して起こる「ハント症候群」

顔面神経麻痺のほか、めまいも

ハント（ラムゼイ・ハント）症候群の典型的な例は、耳のまわり（耳介）に先端が赤く、痛みや痒みをともなう水疱ができ、顔面神経麻痺が出て、人によっては激しい耳の痛みと片方だけの頭痛が起きる、というものです。

水疱、顔面神経麻痺、痛みの3つがそろうと、典型的な「ハント症候群」ということになります。

典型的には耳のまわりに水疱の形成が見られるのですが、水疱の見えない人もいて、耳の奥が痛い、あるいは耳のまわりが痛く、さらに顔面神経が麻痺したというと、ハント症候群を疑います。

原因ははっきりしていて、帯状疱疹ヘルペスのウイルスによるものです。

稀に顔面神経麻痺だけではなく、前庭神経、蝸牛神経、さらに三叉神経にまでウイルスが炎症を起こすことがあります。

そうなると、めまい、難聴、顔面の激しい痛みまで起こりますが、それらすべての神経にまでウイルスが及んでしまうケースは稀です。ただ、ハント症候群は進行すると顔がこわばった感じになり、目が開かなかったり閉じなかったりといったぐあいに、顔面神経麻痺がひどくなることが多いです。

多くの場合は顔面神経麻痺だけですが、そのなかで回転性のめまい感を訴える方がいます。めまいの度合いはさまざまですが、多くの人は回転性のめまいに襲われます。ハント症候群でめまいが起きた場合は、ハント症候群＋前庭神経炎と考えてもいいでしょう。

治療としては抗ウイルス剤の点滴、内服による投与を行ないます。水疱に対しては抗ウイルス剤の軟膏を塗り、顔面神経麻痺に対しては抗ウイルス剤の積極的な投与と短期間にステロイド剤の投与を行ないます。

ヘルペスウイルスは、疲れがたまり、心身にストレスがかかって、免疫機能が低下したときに感染しやすいと考えられています。

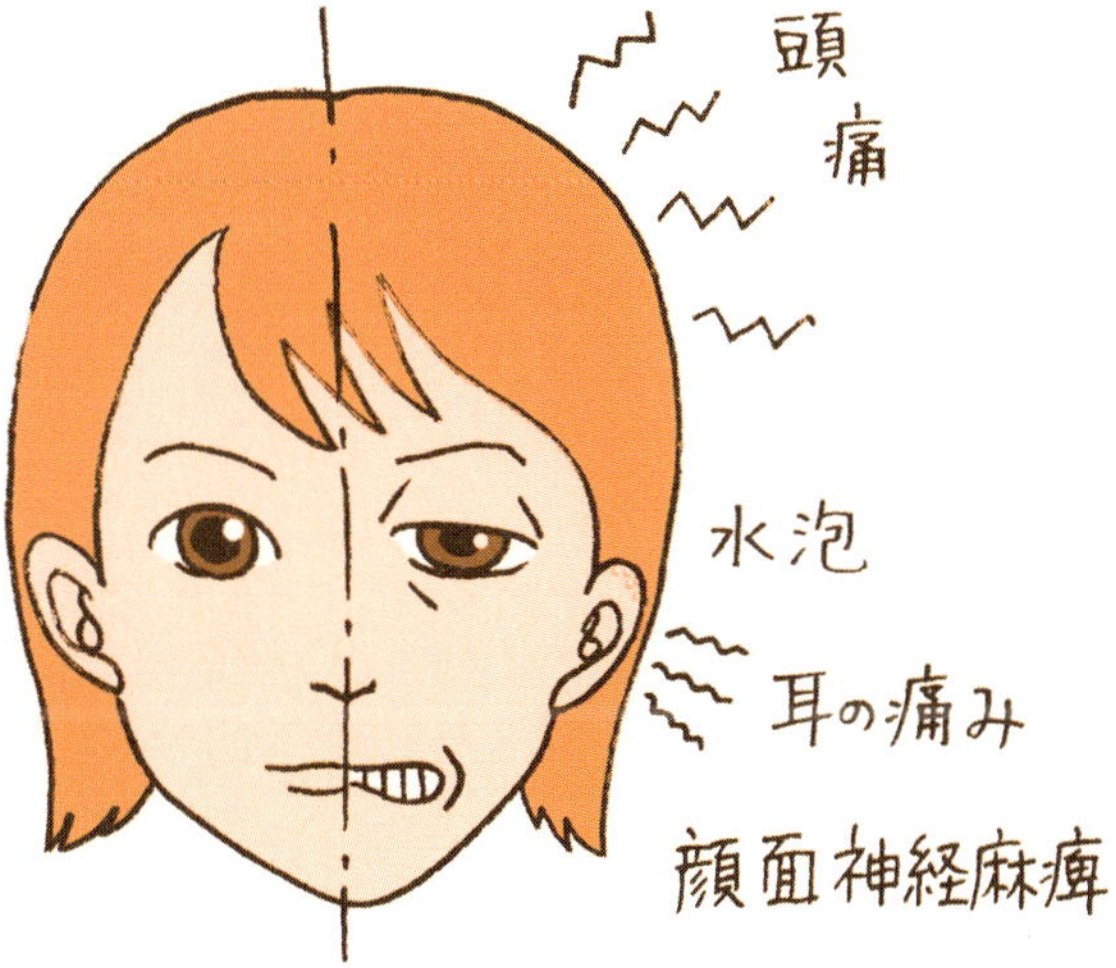

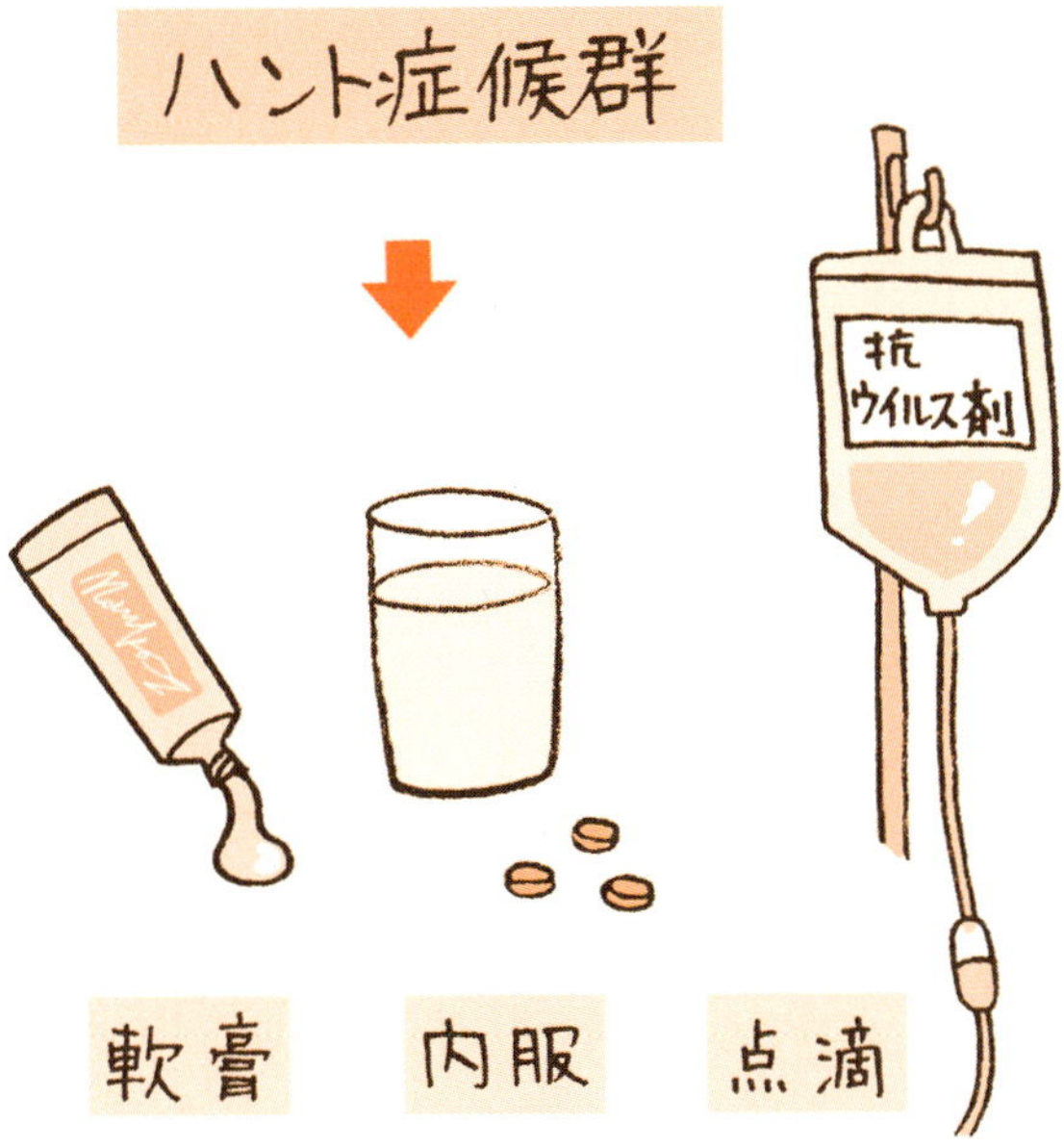

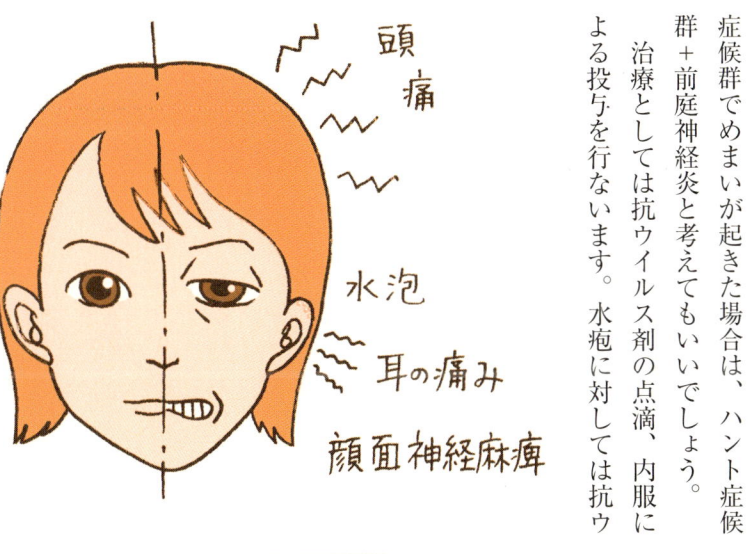

脳・神経の病気が原因のめまい

フワフワしためまい感・しびれは脳梗塞など脳障害に注意

脳血管の異常による「めまい」

脳梗塞や脳出血など脳血管の異常でめまいが起こることがあります。脳の血液が不足すると、急激なめまいや平衡失調、耳鳴りなどの症状が現われるだけでなく、生命にかかわることもあり、とくに注意が必要です。

最近の話ですが、38歳の男性が回転性のめまいを訴えて来院され、まず脳外科で診察を受けましたが、ＣＴ検査で異常が見つからず、耳鼻咽喉科に入院をされました。ところが、ほどなく、ろれつがまわらない、顔面神経の麻痺が始まる、唾を飲みこみにくい、物が二重に見えるなどの症状を訴えはじめ、緊急に脳外科でＭＲＩを撮ったところ、脳幹に梗塞を起こしていることがわかりました。

この方は普段から血圧が１８０と高いうえ、仕事が忙しくなって、毎日３、４時間しか眠れないという睡眠不足が続き、ストレスもそれにともなって増えているという状況でした。

結局、この患者さんは大脳ではなく、脳幹に障害を持ったので、見ることや考えることはできるものの、自発的に身体を動かすことはできないという状況になってしまいました。

このように、脳梗塞の場合は生命にかかわるので、まず生命の維持を優先しなければなりません。安静にして血栓を溶かす薬で治療するのが一般的ですが、血管が硬く、細くなっているケースもあり、めまいもすぐにはおさ

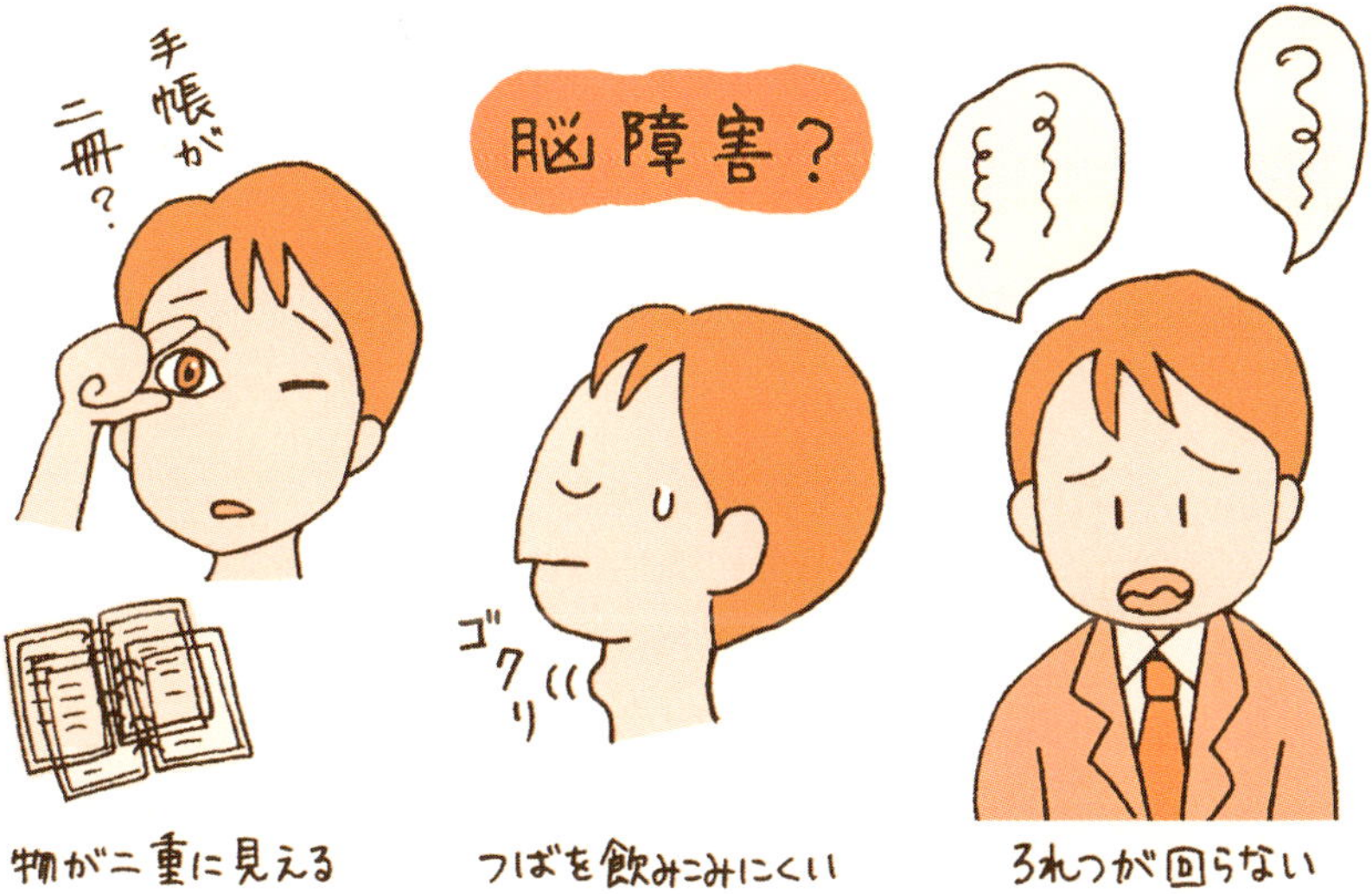
手帳が二冊？
脳障害？
ゴクリ
物が二重に見える
つばを飲みこみにくい
ろれつが回らない

まりません。

病状が安定したら、運動やリハビリを積極的に行なうことも大切なことです。

椎骨・脳底動脈循環不全による「めまい」

この病気は、脳梗塞とおなじで何の背景もなく突然に起こるというものではありません。それを起こす誘因となるもの、つまりリスクファクターを抱えている人に多いのです。糖尿病、高血圧症、高脂血症、動脈硬化症、腎疾患などの人は気をつけなければなりません。以前と違って、30代40代の人の脳梗塞も増えてきました。

めまいの特徴としては、人に呼びかけられてうしろを振り向いたときフラフラ感を覚えるとか、意識が遠のくといった症状を訴える人が多いようです。

手足がしびれる、感覚がなくなるなどの脳神経症状が出たときには、要注意です。

持続性の片側性の耳鳴り・めまいは「聴神経腫瘍」を疑え

症状の出方は百人百様

聴神経腫瘍はＭＲＩの発達によって、早期発見が可能になり、ひと昔前までは20万人にひとりといわれていましたが、現在では５万人にひとり見つかる時代になりました。５万人にひとりというのは、満席になった東京ドームにひとりいるかどうかというくらいの割合です。

聴神経腫瘍の多くは片側の耳の平衡感覚を伝える前庭神経に腫瘍ができて徐々に大きくなっていくので、初めの症状としては片方の耳に耳鳴りが起こることが多いのですが、人によってはめまいや難聴から始まる場合や、いきなり顔面神経麻痺で発症するケースも見られます。

その訴えや経過は多彩で、難聴の程度もまちまちです。

聴神経腫瘍の大きさが数ミリメートルでも発症することもあるし、逆に数センチになって初めて何らかの症状を呈することもあるので、一概に大きさで症状が出るとはかぎりません。当病院のデータでは10ミリの腫瘍が10年で12ミリになったという人もいれば、２年間で３センチ以上にもなった人もいるように、腫瘍の成長速度はさまざまで、症状も千差万別です。

多くの場合、腫瘍が大きくなると、蝸牛神経を圧迫して、フワフワしためまいやフラッキ感に悩まされるようになり、頑固な耳鳴りや頭痛、まっすぐ歩けないなどの平衡失調が現われてきます。

なかには耳鳴りだけで他の症状をともなわない場合もありますが、稀には顔面神経を圧迫して顔面麻痺を起こすこともあります。

聴神経腫瘍は良性の腫瘍ですが、脳を圧迫するようになると、顔面の知覚麻痺や神経麻痺、さらに言語障害などが起こることもあります。発見が遅れて、放置したままでいると、脳にまで腫瘍が広がったり、ごく稀に死に至る場合もありますので、小脳や脳幹にまで大きく圧迫した腫瘍では原則的には腫瘍を取り除くことが必要です。

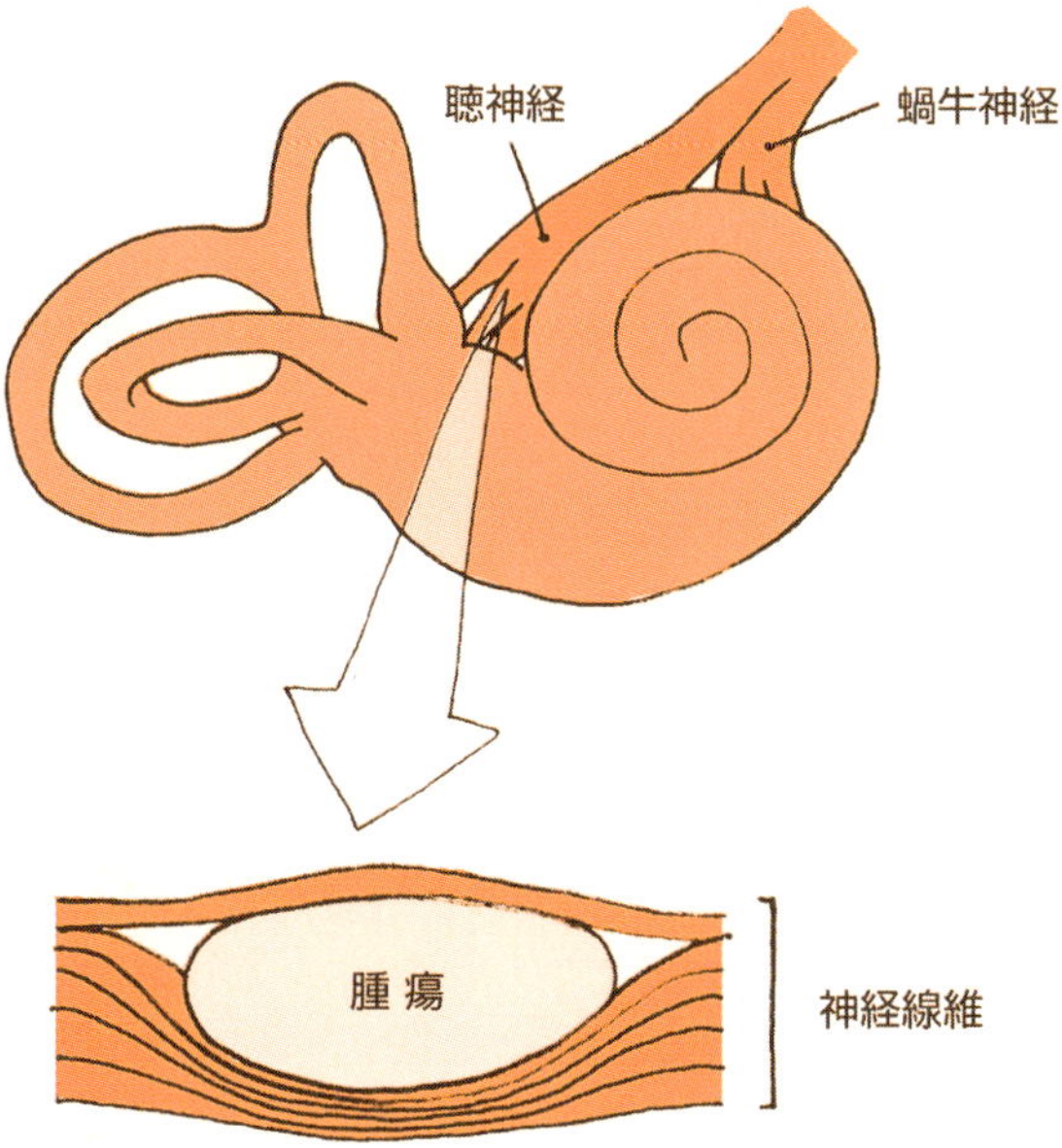

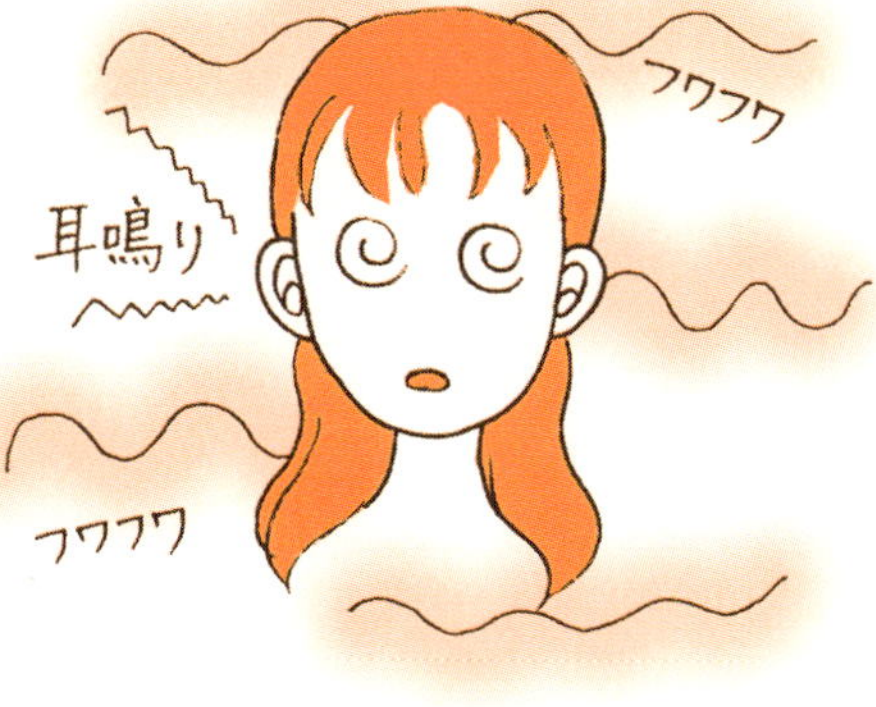

激しいめまいは脳の障害による可能性もあるので要注意

リスクファクターを管理する努力を

聴覚・平衡感覚がとらえた情報は聴神経を通って脳幹に伝わり、小脳や大脳で統合し、コントロールされています。この脳幹や小脳へ血液を送りこんでいる動脈に血流障害が起きると、急激なめまいや平衡失調、耳鳴りなどの症状が現われます。

小脳梗塞、小脳腫瘍からめまいを起こしている患者さんは数としては少ないのですが、過去のデータから、酷暑の夏は冷夏の年より少し多いようです。

これは、暑さが厳しかったため、脱水気味で血液がよどみやすくなり、発症したためかと思われます。

常識的には50代、60代に多い疾患ですが、最近では30代40代で脳梗塞や小脳梗塞など起こるはずがないと思われるような若い年代層の人たちにも起きています。夏場に増えるのは、脱水と関係しているからだと思われます。

熱中症に気をつけなければならないような暑い夏には適度に水分をとることが必要です。

リスクファクターを持っている人、とくに高血圧症、高脂血症の人は、小脳梗塞や小脳出血の発症と関係がありますから、気をつけなければなりません。

脳に障害があるときのめまいは、一見、末梢性のめまいのように思えますが、ふだん経験したことのないような激しいめまいで、し

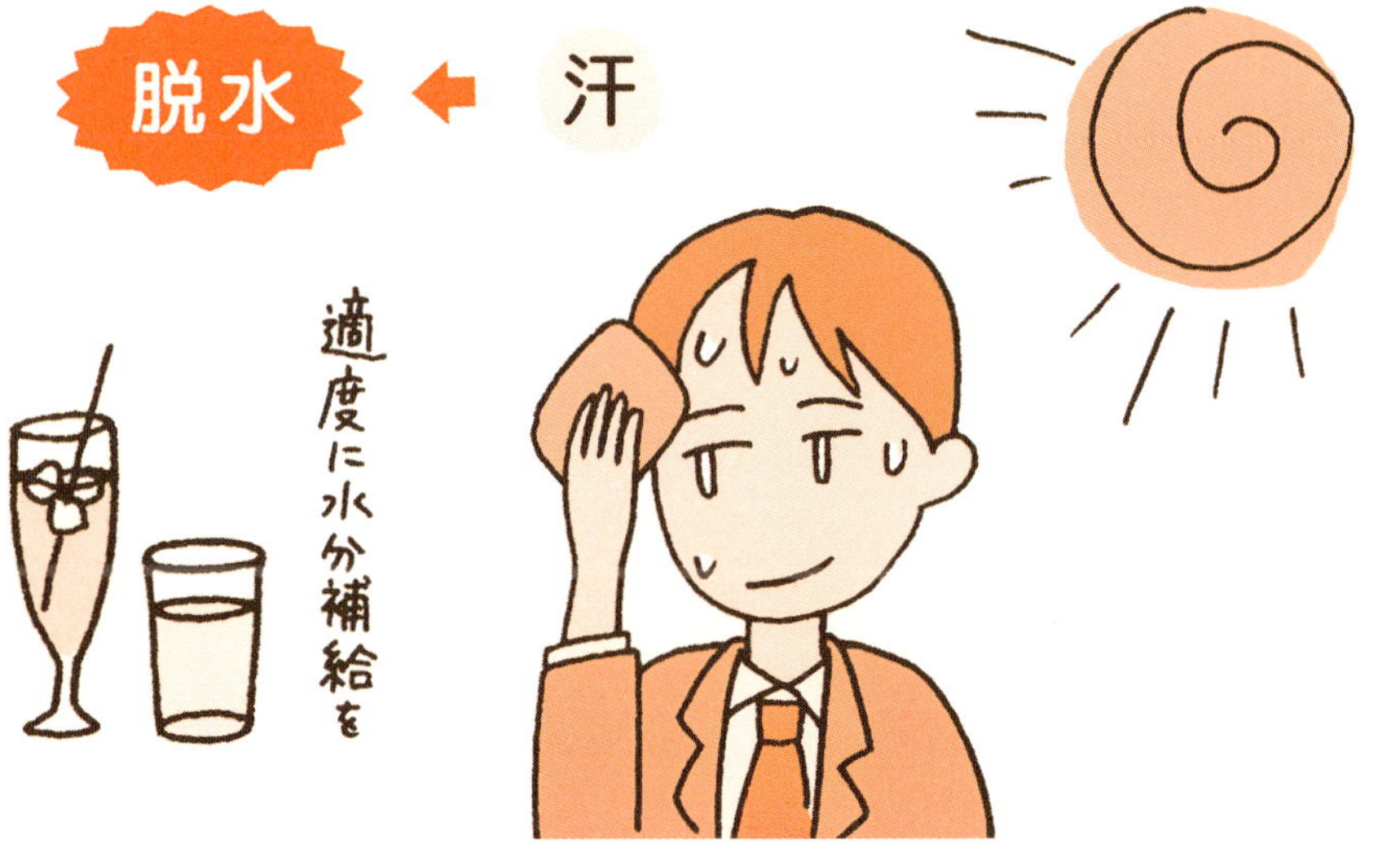

かも、めまい単独だけではなく、意識を失った、物が二重に見える、ぼやけて見える、手足がしびれる、物を飲みこみにくい、むせる、しゃべりにくい、物がつかみにくい、足がもつれる、歩きづらい、よろけるといった症状をともないやすいという特徴があります。

このような症状が5つ以上あるときには、中枢に問題があると疑わなければなりません。

背景には病気のリスクファクターが考えられますが、そのうえに寝不足や脱水が引きがねになって起こるのです。前日の疲れ、ストレスが癒されないまま、翌日に持ち越してしまうことが悪循環を呼び、どこかで破綻をきたしてしまうという例が多いようです。

脳に障害があって起こっためまいは、短期間で症状が和らいでも、油断は禁物です。ＭＲＩなどによる画像検査や全身のチェックを行ない、脳梗塞の場合は血栓を溶かす治療を、また脳出血の場合は血のかたまりを取り除く手術を行なうこともあります。

全身の病気が
原因のめまい

血糖値コントロールが悪いと起こる「糖尿病によるめまい」

糖尿病が引き起こす合併症から

糖尿病が怖いのは、糖尿病で高血糖の状態が長く続いた場合に起きる合併症です。「網膜症」「神経障害」「腎症」が「糖尿病の３大合併症」ですが、その他にも脳梗塞、脳出血、白内障、緑内障、狭心症、心筋梗塞、胆のう炎、皮膚感染症、排尿障害など、さまざま。糖尿病が引き起こす合併症は全身に影響を及ぼします。

「神経障害」は糖尿病合併症のなかでも、最も頻度が多く、比較的早期から症状が現われるものです。糖尿病と診断されてから、血糖値のコントロールがうまくできないまま、20年たつと、患者さんの90％に何らかの神経障害が起こっています。

最近では糖尿病に対する意識もずいぶん高まって、きちんと管理できる人が増えていますが、管理が悪く神経障害が出てくると、足の裏、ひざ関節、足首、腰などの神経や筋肉の感覚が鈍り、フラツキが出てしまいます。こうなると、ちょっとした段差でよろける、階段を踏み外す、身体を方向転換したときによろけ、めまいを覚えるといったことが起こります。

なかには内耳の障害を起こして回転性のめまいを訴える人もいます。

糖尿病や高血圧は動脈硬化を進めるため、血糖値コントロールがうまくいっていないと高音部の感音難聴が健康な人よりも早く起こります。それにともなって耳鳴りも起きてきます。また、脳梗塞なども起こしやすくなります。脳血管の異常による症状ではないか、確認しておくことも必要です。

さらに、糖尿病の人は突発性難聴も起こすことがあり、その治りが悪い傾向があります。また「自律神経系の障害」も起こります。自律神経が侵害されると、全身のあらゆる器官の働きが悪くなり「発汗異常」「便秘・下痢などの便通異常」や、急に立つと立ちくらみを起こす「起立性低血圧」「起立性調節障害」などの症状も出てきます。

自律神経の障害のなかでよく見られるのは、心拍の変動です。

誰でも呼吸をするとき、息を吸った状態と吐いた状態では、呼吸のリズムにしたがって微妙に心臓の動きが変動します。これを「呼吸性変動」というのですが、自律神経に障害が起こると、この心臓の微妙な揺らぎが消えてしまいます。この呼吸性変動の有無が、診断の手がかりになります。

早期発見・早期治療の考え方が広まって、合併症を起こす人は減っていますが、もし、めまいや立ちくらみなどが繰り返されるようならば、糖尿病のコントロールがうまくいっていないということかもしれません。

持病として糖尿病のある人は、主治医に相談をし、不快症状が糖尿病によるものか、あるいは他に原因があるのか、調べる必要があるでしょう。全身の健康状態を調べたうえで、耳や脳に異常がないかも確かめ、原因疾患の治療をきちんと進めることが大切です。

糖尿病は初期には自覚症状がないという特徴がありますから、少しでも異常を感じたときには、病気が進行しているという疑いがあります。

本来は自覚症状が出る前に治療を始めるべきですから、早期発見のためにはまず、定期的な全身の健康診断を行なうことも大切です。

全身の病気が
原因のめまい

自律神経失調症によるめまいを放置するとメニエール病に

自律神経の乱れからの症状はさまざま

耳鳴りやめまいなどを含む不快症状がひどくて病院で検査を受けても原因がわからず、「自律神経失調症」といわれた人は多いのではないでしょうか？

「自律神経失調症」は非常に曖昧《あいまい》な病名で、はっきりした診断基準はありません。いったいどんな病気かといえば、内臓や器官には異常がないのに、自律神経の機能の乱れによってさまざまな症状が現われるものということになります。

自律神経は、生きるために必要な生体の働きをコントロールしている神経ですが、何らかの原因で自律神経の機能が乱れると、身体のあちこちに不快な症状が現われてきます。

自律神経失調症に陥ってしまう原因はいろいろ考えられますが、心身のストレスや生活の習慣、体質、性格など、さまざまな要因がかかわっています。

たとえば、性格の面でいえば、くよくよ悩みやすい性格で神経が過敏なため、自律神経のバランスが崩れてしまうタイプや、日常生活から受けるストレスからおなじように自律神経のバランスを崩してしまうタイプなどが考えられます。

「努力」や「勤勉」を怠ってはならないという強迫的な考え方にとらわれるあまり、疲労、空腹、眠気などの身体が発するサインを無視し、感情も抑えつけてしまうために、ストレスを溜めこんでいる人も少なくありません。

次のページの健康調査票43項目をチェックしてみてください。

10点以上の点数になると、自律神経の調節機能が落ちていると考えられます。10点から15点までは自律神経失調症の疑いがありますが、15点以上になると、自律神経の調節機能が悪化しているということで、自律神経失調症という病名がつきます。20点以上になると、ときとしてうつ状態をともなっていることがあります。うつ病の人でも、身体症状を訴える人は自律神経失調症気味と考えられます。

高度の自律神経失調症で、回転性のめまい、立ちくらみのようなめまいなど、さまざまな症状を訴える人が治療しないまま、2カ月、3カ月と長期間放置されていると、うつ病に移行することがあります。

また、当院のデータによると、自律神経失調症の症状があり、ＳＴＡＩ検査が高い値を示し、めまいを繰り返している人のうち、10～20％の人はメニエール病に移行する可能性があります。

そのような状況に陥らないためには、薬を飲むなどの治療を受けることが大切です。

まだ症状の軽い人ならば、上半身・下半身のストレッチやウォーキングなどを行なうことで症状を取り除くことができます。

それでも改善しない場合や、うつ状態が改善されない場合は、心療内科や神経科の診察を受けることをおすすめします。

いずれにしろ、仕事や人間関係の悩みを抱えすぎていないか、頑張りすぎていないか、自分の生活を一度振り返ってみることが大切です。そのうえでストレスの原因そのものを軽減するような生活をすることが大切です。

ただし、内耳に異常がないかきちんと調べておくことも忘れてはなりません。メニエール病や突発性難聴など、ストレスが引きがねになって起こる内耳の病気もあるからです。

健康調査票

下の質問のすべてに、はい、いいえのいずれかを○で囲んで答えてください。
とくに著しいものには、◎をつけてください。

1. いつも耳鳴りがしますか。（はい　いいえ）
2. 胸や心臓のところが締めつけられるようないやな感じをもつことがありますか。（はい　いいえ）
3. 胸や心臓のところが押さえつけられるようないやな感じをもつことがありますか。（はい　いいえ）
4. 動悸がうって気になることがよくありますか。（はい　いいえ）
5. 心臓が狂ったように早くうつことがありますか。（はい　いいえ）
6. よく息苦しくなることがありますか。（はい　いいえ）
7. 人より息切れしやすいですか。（はい　いいえ）
8. ときどき座っていても息切れしますか。（はい　いいえ）
9. 夏でも手足が冷えますか。（はい　いいえ）
10. 手足の先が紫色になることがありますか。（はい　いいえ）
11. いつも食欲がないですか。（はい　いいえ）
12. 吐き気があったり、吐いたりしますか。（はい　いいえ）
13. 胃の具合が悪くて、ひどく気になることがありますか。（はい　いいえ）
14. 消化が悪くて困りますか。（はい　いいえ）
15. いつも胃の具合が悪いですか。（はい　いいえ）
16. 食事の後か、空腹のときに胃が痛みますか。（はい　いいえ）
17. よく下痢をしますか。（はい　いいえ）
18. よく便秘をしますか。（はい　いいえ）
19. 肩や首すじがこりますか。（はい　いいえ）
20. 足がだるいですか。（はい　いいえ）
21. 腕がだるいですか。（はい　いいえ）
22. 皮膚が非常に敏感ですか。（はい　いいえ）
23. 顔がひどく赤くなりますか。（はい　いいえ）
24. 冬にひどく汗をかきますか。（はい　いいえ）
25. よく皮膚にじんましんができますか。（はい　いいえ）
26. よくひどい頭痛がしますか。（はい　いいえ）
27. いつも頭が重かったり、痛んだりしますか。（はい　いいえ）
28. 急に身体が熱くなったり、冷たくなったりしますか。（はい　いいえ）
29. たびたびひどいめまいがしますか。（はい　いいえ）
30. 気が遠くなって倒れそうになることがありますか。（はい　いいえ）
31. いままでに２回以上、気を失ったことがありますか。（はい　いいえ）
32. 身体のどこかにしびれや痛みがありますか。（はい　いいえ）
33. 手足がふるえることがありますか。（はい　いいえ）
34. 身体がカーッと熱くなって汗の出ることがありますか。（はい　いいえ）
35. 疲れてぐったりすることがありますか。（はい　いいえ）
36. とくに夏になると身体がだるいですか。（はい　いいえ）
37. 仕事をすると疲れきってしまいますか。（はい　いいえ）
38. 朝、起きると疲れきっていますか。（はい　いいえ）
39. ちょっとした仕事で疲れますか。（はい　いいえ）
40. ご飯が食べられないほど疲れますか。（はい　いいえ）
41. 気候の変化によって身体の調子が変わりますか。（はい　いいえ）
42. 特異体質と医者にいわれたことがありますか。（はい　いいえ）
43. 乗り物に酔いますか。（はい　いいえ）

全身の病気が原因のめまい

間違ったダイエットは耳管開放症や不快症状の原因に

無理なダイエットは脳にも身体にも負担

どうしても痩せたくて頑張って食事制限を続けた結果、理想体重にはなったものの、フワッとしためまいを感じるようになってしまったという人は、少なくありません。

食事の量を極端に減らす、一定の食物しか口にしないといった無理なダイエットを続けていると、貧血やビタミン不足になり、脳に酸素が充分に届かない結果、めまいが起きている可能性があります。カロリー不足から筋肉に栄養が届かず、フラツキ感が出てしまうという人もいます。

また、やせすぎて、耳管のまわりの脂肪が減りすぎると、耳管が開いたままの状態になる「耳管開放症」が起こる場合もあるのです。耳管開放症になると、鼓膜の過剰な振動が起こり、めまいだけでなく、耳鳴りや、ときに難聴を招くこともあります。

耳管開放症は症状の出方が時間や日によって変動するほか、自分の声が響いたり、自分の呼吸音が聞こえるといった特徴もあります。

また、耳の症状が姿勢によって変化し、寝ているときには出にくく、立ち上がったままの状態でいると症状が出てきます。

耳管開放症かどうかチェックする方法として、「座った姿勢で股と股のあいだに頭を入れ、頭が低くなる姿勢をとってみる」というものがあります。耳管開放症だと、この姿勢

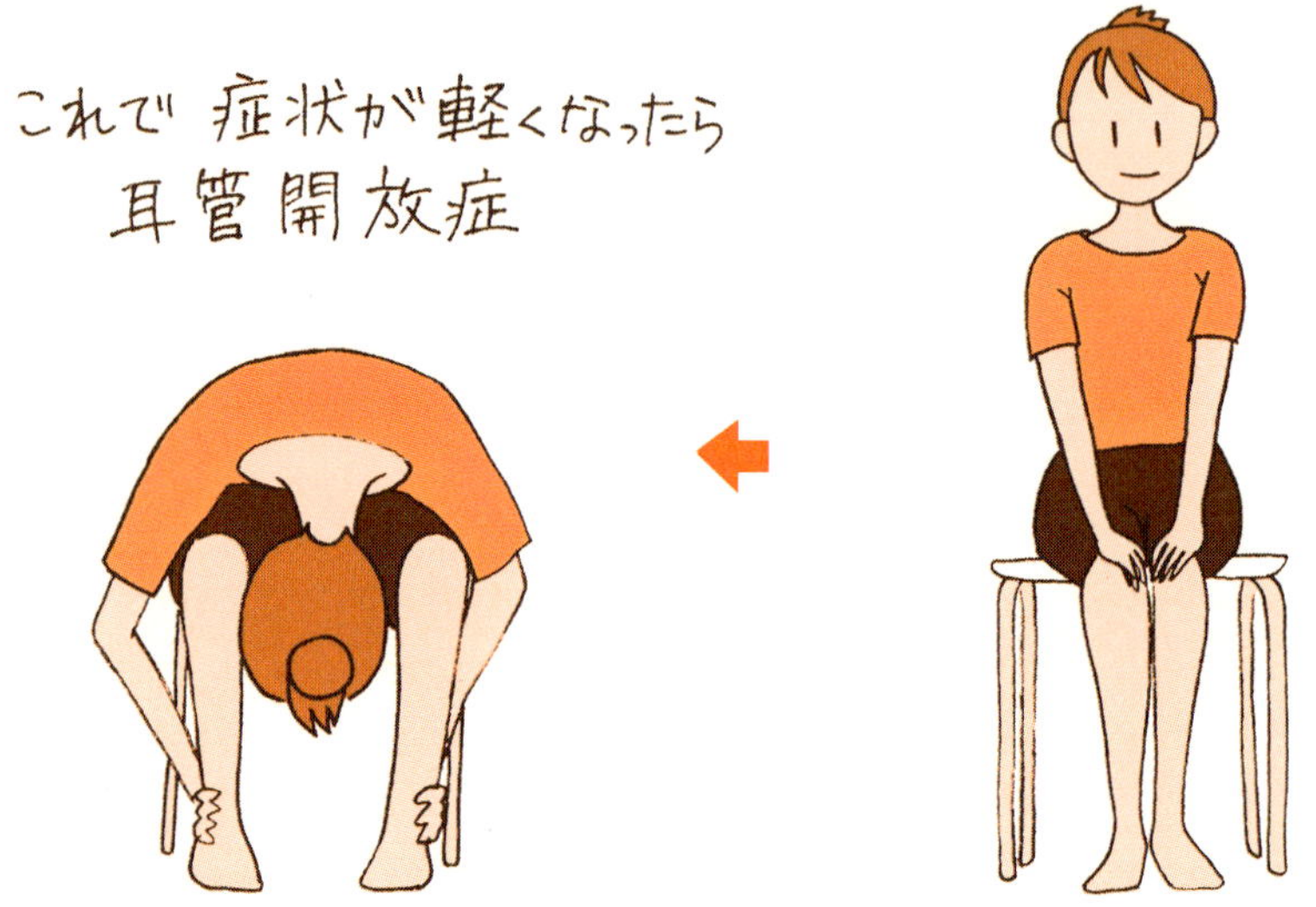

をとると、症状が軽減、あるいは消失します。

ダイエットについては、無理な制限をしてはならないということは一般的にもだんだんと浸透してきましたが、まだ、単品の果物や野菜だけのダイエットや栄養素をとってカロリーを極端に減らすといったダイエット法もテレビなどで紹介されているようです。

しかし、いかに栄養素を上手に取り入れても、カロリーが足りなければ筋肉や骨に異常をきたす結果にしかなりません。食事を制限することだけに頼るダイエットは間違いで、身体のどこかにダメージを与えてしまうものです。まず、食生活を含めて、毎日、規則正しい生活のリズムを作ることです。そして、かならず適度な運動やストレッチを取り入れて筋肉に負荷をかける方法を選んでください。

ダイエットが原因と思われるめまい症状が出たら、何らかの病変がないかどうか確かめたうえで、食事内容、睡眠時間、生活リズムなど、生活態度全般を見直す必要があります。

全身の病気が
原因のめまい

更年期障害にともなう「めまい」

身体の変化と生活の変化が重なる時期

更年期の女性に現われるさまざまな不快症状を「更年期障害」といい、耳鳴りやめまいもそのなかに含まれます。更年期障害が現われるかどうかは、個人差があります。

その症状もいろいろあって熱感、のぼせ、動悸、冷え性、頭痛、肩こり、しびれ感などがあります。精神症状としては不安感、イライラ、気分の滅入り、疲れやすさ、過敏、感情の変化など、人によってさまざまな違った症状を訴えます。めまいに関しては、のぼせ、いわゆるホットフラッシュがあって、顔がカーッと熱くなって目がまわるような感じがするという独特な出方をします。

一般には閉経（平均52歳）をはさむ前後4～5年ずつ、約10年間を更年期といい、この時期にはエストロゲンという女性ホルモンの分泌が急激に低下します。ホルモンが正常に分泌されなくなると、自律神経が影響を受け、機能が乱れてしまい、その結果、更年期障害が現われるのです。

また、更年期障害と自律神経失調症は絡み合って出現することも多いようです。

さらに、ちょうどこのころは仕事を持っている女性には責任が重くなる時期であり、家庭では子供の受験や独立、結婚、夫の定年など、人生の節目となることも多く、ストレスを抱えこみやすい時期といえるでしょう。

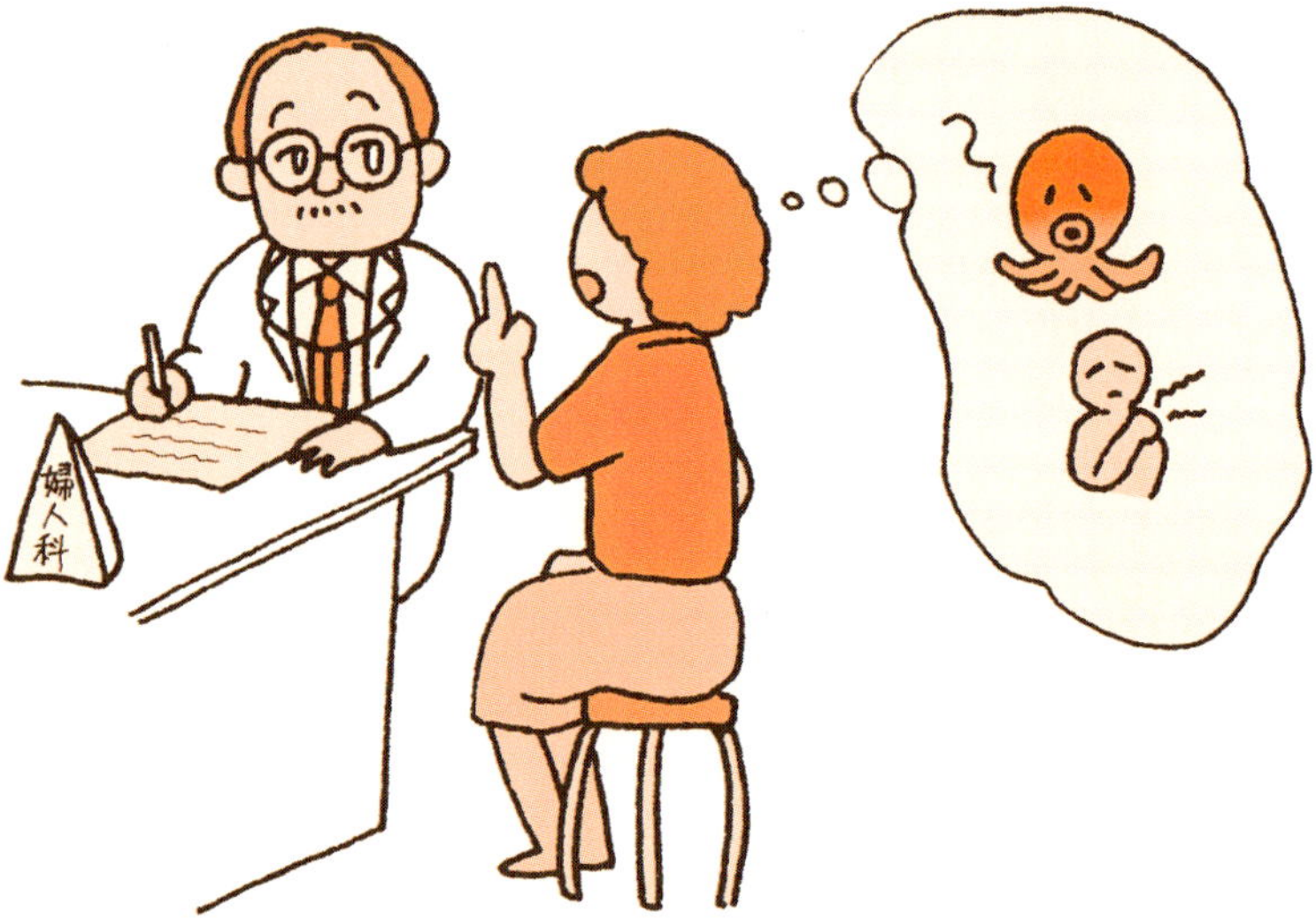

婦人科での検査を優先させて

更年期は、まったく自覚症状のないまま通りすぎる人もいれば、症状が出ても特別な治療をしなくてもおさまる人もいます。このように人によって、その症状も重さも違うのですが、更年期障害が現われたときには、まず最優先で婦人科の医師によく相談をすることでしょう。症状がひどいときには女性ホルモンを補充するホルモン療法が行なわれることもあります。

多くの場合はホルモン療法でよくなるのですが、ただし、めまいに関してはホルモン療法によって逆に症状が増悪するケースもありますので、その際には再度、耳鼻咽喉科で精密検査を受ける必要が出てくることもあります。さらにこの時期は往々にして自律神経が乱れがちですので、人によっては心療内科での治療を考えることもあります。

心の病気が原因のめまい

症状がないのに長びく「めまい」の底に「うつ病」

緊張状態を強いられる現代生活

めまいや耳鳴りは、うつ病から起こることもあります。

病変がないのに長引くめまいや耳鳴りは、精神的なストレス、さらにうつ病が起因となっているケースが少なくありません。

5年前、10年前とは社会のシステムはすっかり変わり、オンラインの発達によって昼夜なく、仕事に時間の切れ目がなくなっているという現代。24時間態勢で仕事をしなければならない人も増えてきました。

私の近くの例でいえば、病院勤務の医師や看護師も2交代3交代制で働かなければなりません。海外との連携が必要な職場の人もおなじです。たとえば、為替ディーラーの人たちなどは、夜中にアクセスしなければ仕事になりません。

マスコミ関係、公務に携わる人など、締め切りに迫られて自分自身の生活の時間配分を自由にできない人たちはどんどん増えてきています。

つい最近も、小学6年生の子供を持つ母親が私のところに来ました。子供が中学受験の時期を迎え、塾から帰ってくるのは午後10時11時、それからまた勉強という生活をしているうえ、母親も海外資本の証券会社に勤めているので、深夜に仕事をして、早朝からフルに活動するという毎日だったといいます。母親はついに、めまいを起こして倒れました。

中学受験のためにそこまで追いつめられるのかという意見もあるでしょうが、まわりがそういった態勢になってしまっているので、親子ともに頑張るしかないというのが現実なのです。

神経が緊張した状態が続き、さらに睡眠の質が悪くなってくると、多くの場合、どこかで破綻《はたん》をきたしてしまいます。そして、うつ病に移行していくというケースが少なくありません。

精神科、心療内科の専門医とも相談を

心因性のめまいは回転性のものも非回転性のものもあり、浮動感や眼前暗黒感をともなうこともあります。さらに、耳閉感、耳鳴り、肩こり、首こり、頭重感、睡眠障害、脱力感、食欲不振、悪心など、さまざまな不定愁訴を訴えます。

自律神経失調症の項目で説明をした健康調査票（82ページ）をチェックしてみて、20点以上の点数がついた人は、うつ状態を疑ったほうがいいでしょう。とくに「この世から消えてしまいたいときがある」と思う人は、かならず心療内科や精神科を受診しなければなりません。

誰でも、一時的に精神的打撃をこうむると、自分に対して否定的になるものですが、それはそんなに長時間、継続するものではありません。しかし、その気持ちが1週間2週間と続き、どうしても否定的な気持ちから抜け出せない場合は、うつ病を考えてください。

うつ状態からくるめまい感は、抗うつ剤を使用することで速やかに軽減します。

神経科、精神科、心療内科を受診することに抵抗感を持つ人もいるようですが、現在ではうつ病はかならず克服できる病気ですので、耳鼻咽喉科にかぎらず心療内科などの専門医に相談することをおすすめします。

生活習慣が原因のめまい

ワークホリック時代のカフェイン過剰が「めまい」を招く

めまいとカフェインの関係

カフェインとめまいのあいだに因果関係があるというと、意外に思われる方があるかもしれません。

しかし、私が１９９５年から２０００年にかけて調査した結果、めまいを主訴として来院した患者さんのなかで、器質的異常がなく、不定愁訴が多い人にカフェイン過剰摂取と考えられる患者さんがいることに気がつきました。概算でこれらの人たちはカフェインを１日に３５０㎎以上とっていることがわかったのです。

めまいの特徴は、動いたときにクラッとするめまい感、立ちくらみがあるということです。そのような症状で、器質的な検査でひっかかってこないうえ、ＳＴＡＩ（ステイ）検査の数値が高い、自律神経問診表でも高い数値を示すということであれば、カフェイン過剰を疑ってみる必要があるでしょう。

カフェイン摂取をやめるだけで速やかにめまい感は取れます。

ふたつのケースから、めまいとカフェインの関係性を見てみましょう。

【ケース１】

昼夜を問わず、トレーダー（為替取引業）の仕事をしている42歳の男性は、身体を動かすたびにめまい感を覚え、近くの耳鼻咽喉科を受診しましたが、めまいは一時的におさまっただけで、ふたたび繰り返し起こすようになりました。そこで、大学病院で前庭機能検査をしたのですが、異常は認められません。症状はいっこうに改善されなかったため、紹介状を持って来院されました。

この男性は電気眼振検査（ＥＮＧ）、平衡機能の障害を見る重心動揺検査でも異常な所見はありません。そして、めまい感のほかに頭重感、頭痛、動悸、不眠、不安感、不定愁訴などを訴えていました。

その原因を突きとめるために、自律神経問診票、ＳＴＡＩ（ステイ）検査を行なってみると、自律神経問診表では24点、ＳＴＡＩ検査の特定不安は44点、情緒不安は61点といずれも高い値を示したのです。

そこで、日常生活について尋ねてみると、慢性的な睡眠不足のなかで仕事をするため、常時カフェインタブレットを３～６錠内服しているということでした。１日にカフェインを３００～６００㎎摂取しているということになります。

この方にはカフェインタブレットの常用を中止してもらい、同時にコーヒー、紅茶、緑茶、ドリンク剤などのカフェインを含むものはすべて中止するよう指示いたしました。

このときにはすでにカフェイン依存症になっているので、中止直後には頭痛、起立性調節障害や不安感がひどくなるなど離脱症候群が出ましたが、それは鎮痛剤などで対処し、めまい感はわずか４日で消えました。

【ケース２】

あるテレビ放送局のＡＤとして、約５カ月前から月に１～２回は徹夜に近い状態で仕事を続けていたのは28歳の女性でした。そのころから、動作時に一瞬、動揺性のめまいを感じることが度重なるようになり、同時に耳痛や立ちくらみも多くなって、紹介状を持って来院されました。

カフェイン過剰摂取

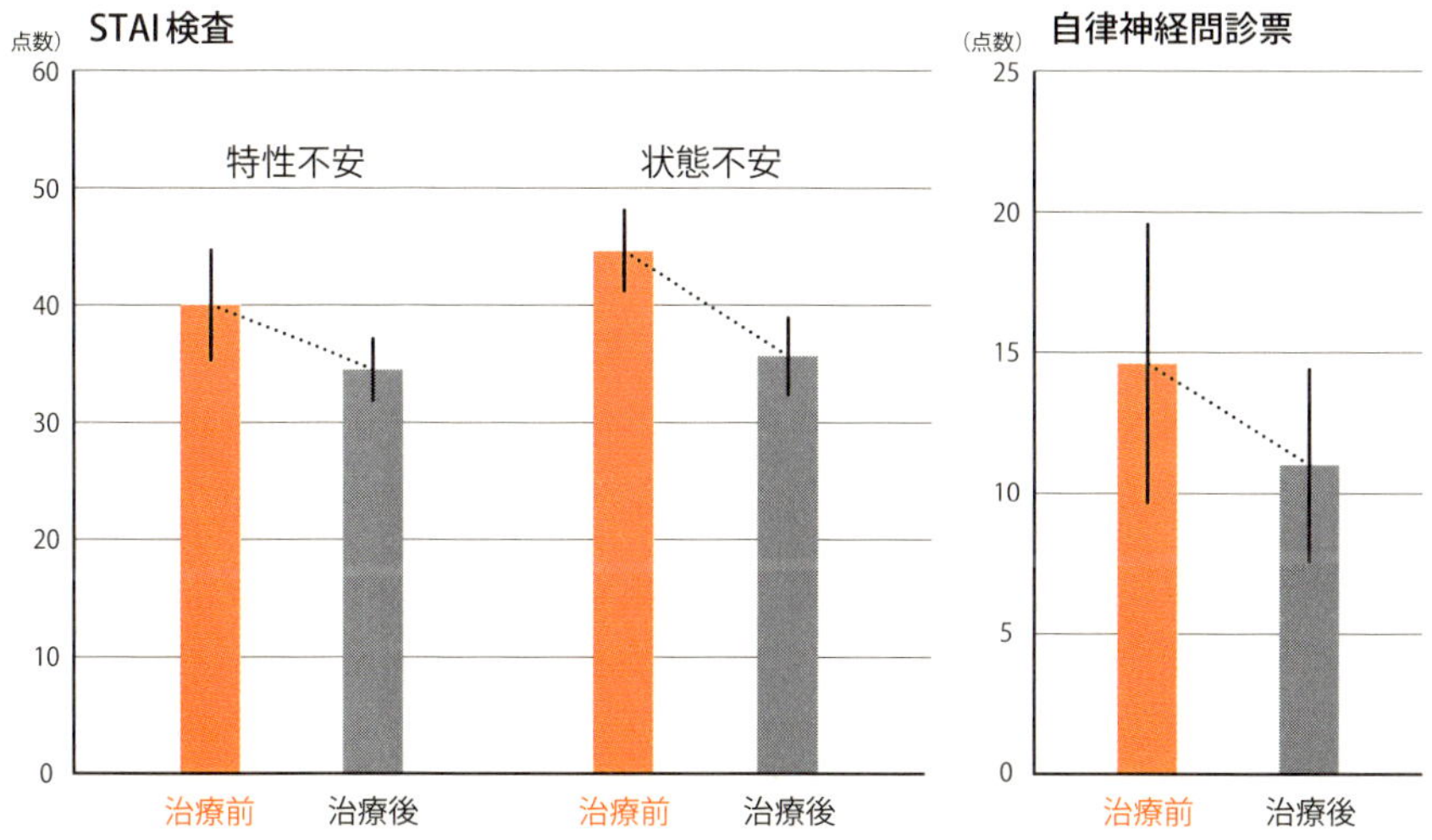

彼女の場合も平衡機能検査には異常がなく、ＳＴＡＩ検査での特定不安が46点、状態不安が52点、自律神経問診票が21点という高い値を示す結果だったのです。

カフェインの摂取量を尋ねてみると、ドリップ式のコーヒーを毎日５～６杯、ドリンク剤は徹夜に近いときには２～３本を服用するということ。１日に概算で５００～６００mgのカフェインを摂取しているということです。

ただちにカフェイン摂取制限を行なったところ、めまい感は２日後には消えました。

ふたつの例からもわかるように、カフェインをやめると、２～５日で症状は取れるのです。それに気がつくかつかないかで生活の質はまったく変わってくるのです。

では、どのくらいのカフェインを摂取すると、過剰ということになるかというと、１日２５０mg以上摂取し、６００mg以上で不安神

カフェイン過剰摂取

◎ 一日のカフェイン摂取量が 250mg 以上
◎ 600mg ／日以上で不安神経症様の症状を示すことがある
◎ 以下の症状を５つ以上示す

1．情緒不安定
2．神経質になる
3．易興奮性（いらいら）
4．不眠傾向
5．顔面紅潮
6．頻尿
7．胃腸障害
8．筋肉の凝りや痙攣
9．頻脈や不整脈
10．疲労感の消失
11．落ち着きのない思考や会話
12．精神運動発作

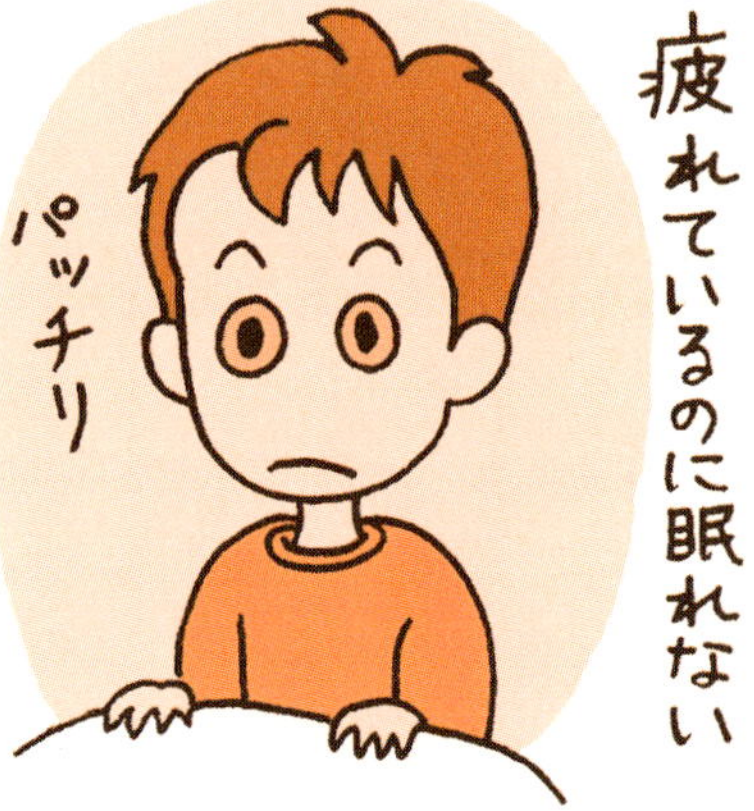
疲れているのに眠れない
パッチリ

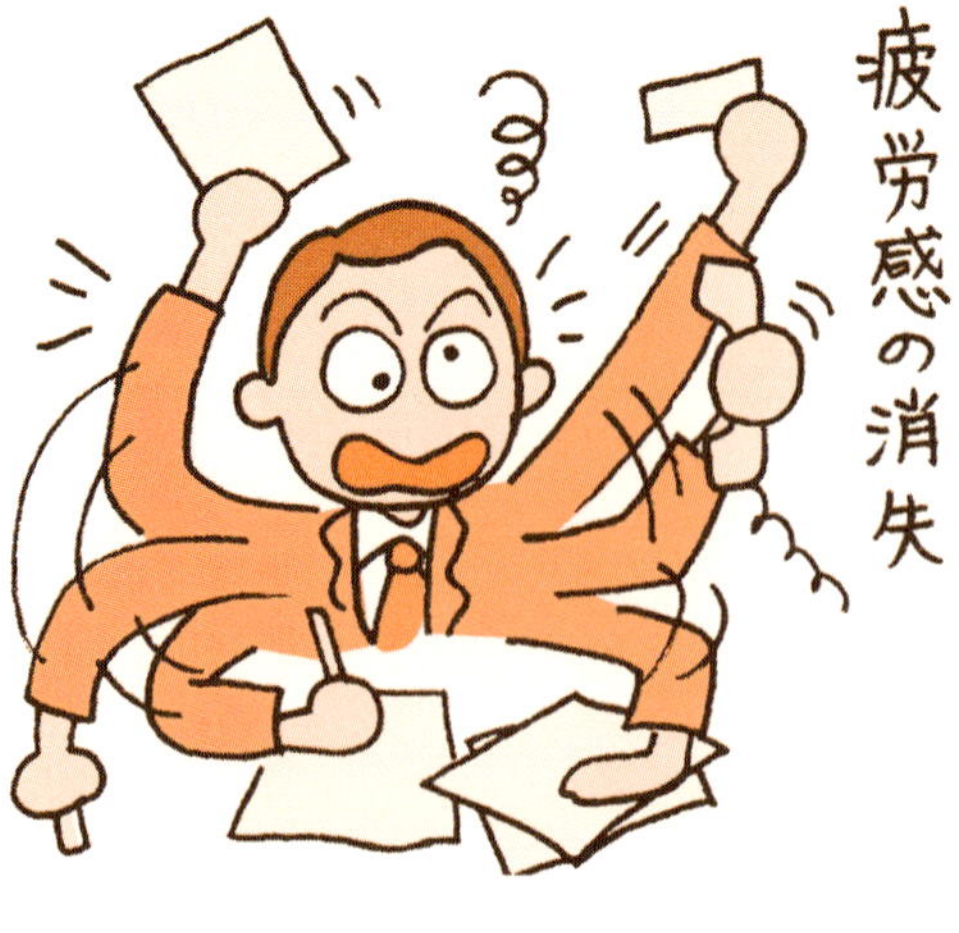
疲労感の消失

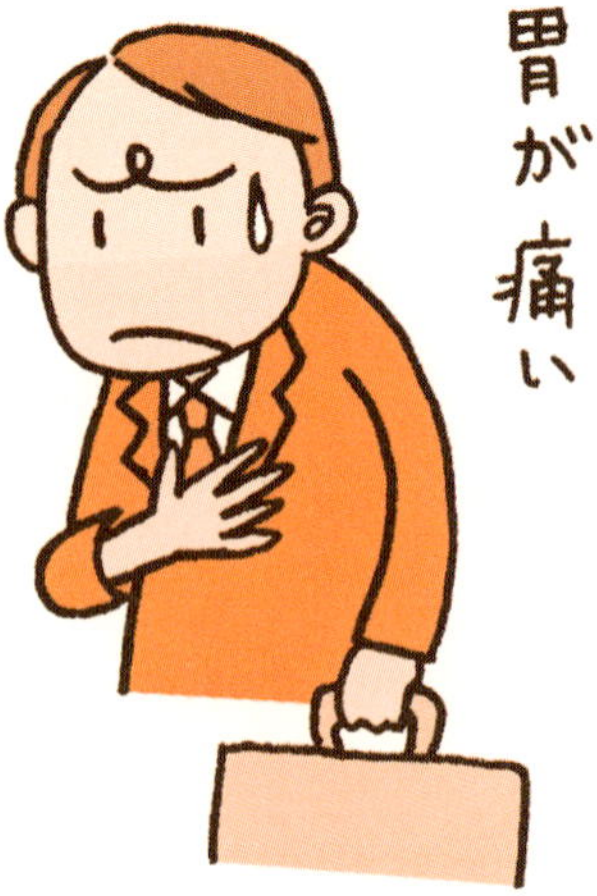
胃が痛い

食品におけるカフェインの含有量

食品名	カフェイン量
コーヒー	70～150mg
緑茶	50～100mg
紅茶	30～ 50mg
ドリンク剤	50～100mg
カフェインタブレット	50～200mg
コーラC	67mg
コーラP	35mg

実例）
◎ 濃いコーヒー２杯
◎ ドリンク剤１本
◎ 緑茶３杯
概算総計 600mg ／１日

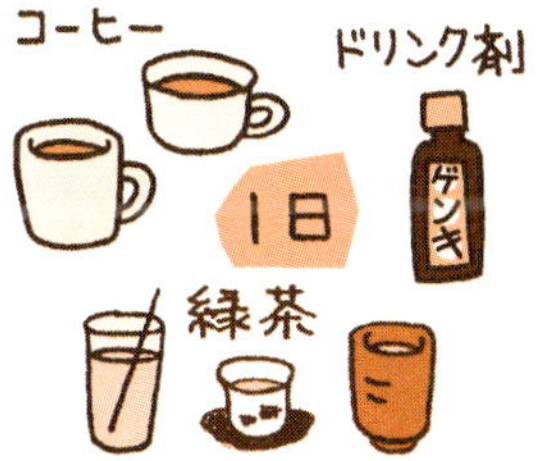

経様の症状が出ます。症状がある人はカフェイン過剰の状態にあるといえます。

現在はコンビニでもカフェインドリンクの時代で、それだけ睡眠時間を削って、興奮状態のまま仕事をしなければならない人が増えているということなのでしょう。

一日に濃いコーヒーを2杯飲み、ドリンク剤1本飲み、紅茶3杯飲むと、それでもう６００㎎のカフェインを摂取したことになり、これで、不安神経様の症状が出はじめます。

つい最近、来院されためまいを訴える患者さんで、毎日コーヒーを10杯飲むという人もいました。つまり、この人は1日に１５００㎎ものカフェインを摂取していたということになります。

めまいを主訴 として来院した患者さんで、いろいろな検査をしても、耳にも中枢神経にも異常がなく不定愁訴が多いというと、そのなかにはカフェイン過剰の患者さんがいるかもしれません。

概算で１日のカフェイン摂取量が２５０㎎以上、なおかつ、前ページに示した12項目のうち５つ以上丸がつくようであれば、カフェインの摂取を制限したほうがよいでしょう。

第3章

めまいの検査・治療と日常生活での注意

めまいの検査はこのように行なわれる

検査はいくつか行なわれますが、痛い検査はありませんから、疲れないようにリラックスをして受けてください。

ただ、なかにはめまいを起こす検査があるかもしれません。そのときには、どのようなめまい感があったかを主治医に話してください。

病院で行なわれる一般的検査

めまいの原因には、外耳道に炎症を起こしていたり、鼓膜の動きや中耳炎が関係していることもありますので、まず、耳鏡という器具を使って外耳道や鼓膜の状態を調べます。

脳神経系に問題がないかどうかについては、嗅覚異常や声帯麻痺、舌の動きの異常、舌筋萎縮などを見ることで確かめますので、鼻や喉、口のなかなどを調べます。

血圧測定、血液検査、糖尿病の有無などを調べる内科的検査のほか、必要に応じて、自律神経のバランスを調べる自律神経機能検査を行なうこともあります。

めまいの検査に最も重要な眼振検査

眼振とは目の異常な動きのことです。目の動き方を観察することによって、どこにどのような異常があるかを調べるのです。

眼振検査には「注視眼振検査」と「非注視眼振検査」があります。

フレンツェル眼鏡

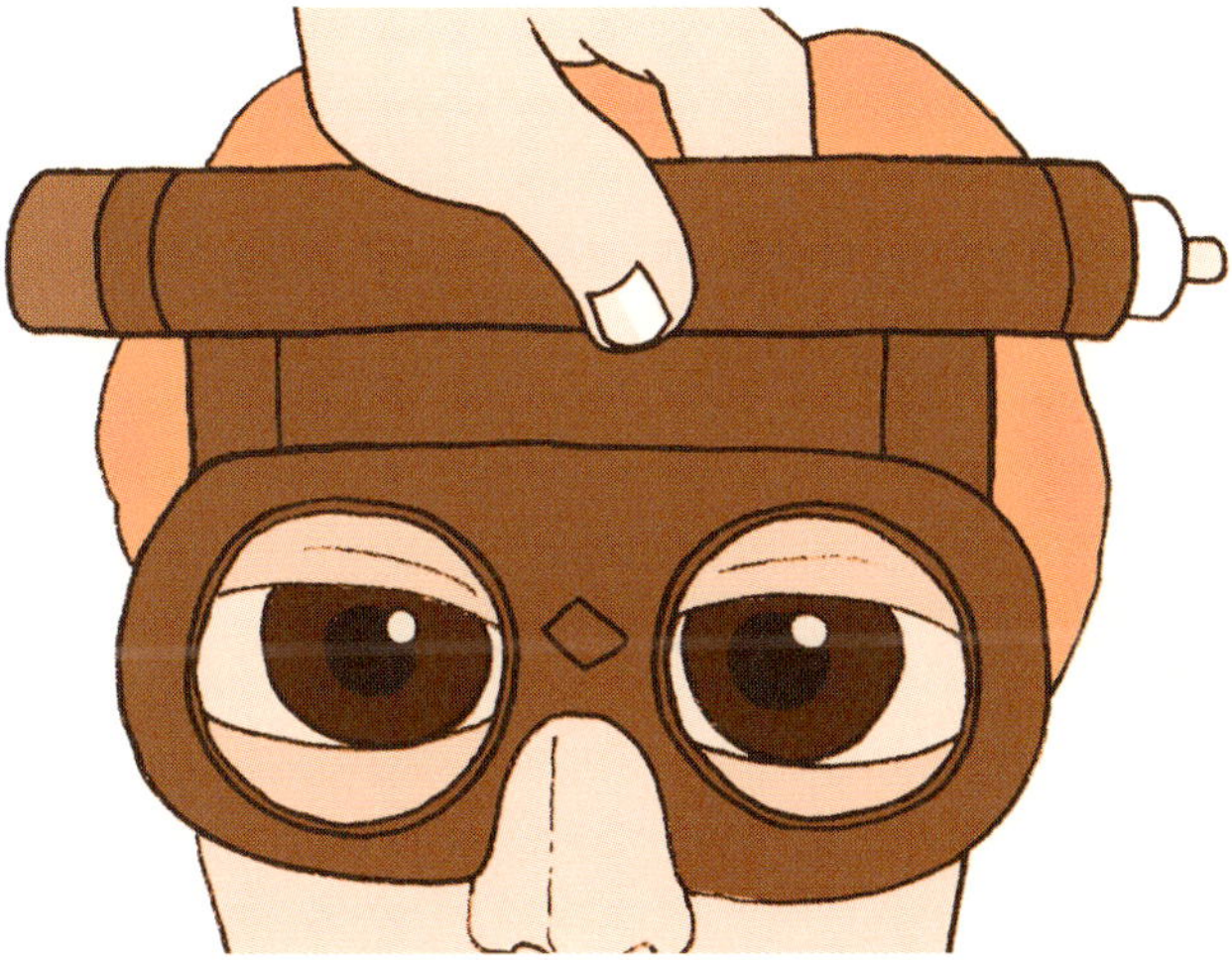

注視眼振検査とは、患者さんに頭を動かさずに上下左右に視線を動かしてもらって、眼振が現われるかどうかを見るものです。

一方、非注視眼振検査は、検査用の「フレンツェル眼鏡」という特殊な眼鏡をかけて行ないます。フレンツェル眼鏡は特殊なレンズを使用しているので、患者さんは外界を見ることはできませんが、医師のほうからは患者さんの拡大された目を見ることができるので、眼振をよく観察することができるようになっています。

小脳や脳幹部に障害がある場合は、注視眼振検査、非注視眼振検査ともに眼振が現われ、内耳に問題がある場合は、フレンツェル眼鏡をかけたときに眼振が現われやすく、裸眼では現われにくいという特徴があります。

また、フレンツェル眼鏡をかけたまま、頭をいろいろな位置に動かしてみて、どの位置でどのような眼振が現われるかを観察することも、診察の重要なポイントになります。

眼振検査には電気眼振検査（ＥＮＧ）や赤外線ＣＣＤカメラを使ってビデオに録画したり、コンピュータによる画像解析をする方法もあります。

身体のフラツキやかたよりから平衡機能をチェックする

平衡感覚は内耳だけではなく、視覚や体性感覚によってもコントロールされていますので、身体全体の平衡機能を調べる検査も行ないます。

●足踏み検査

目を閉じて両手を前にあげ、その場で50歩足踏みをします。内耳や前庭系に障害がある場合は障害がある方向に身体はずれていき、脳に障害があるときにはフラツキがひどくて足踏みができないという状態になることもあります。

●書字検査

初めに目を開けた状態で紙に文字を書いたあと、おなじ文字を目をつぶって書きます。文字のゆがみ方や曲がり方から平衡機能のバランスの崩れを見る検査です。

●歩行検査

目を閉じて、まっすぐに6メートル歩きます。左右どちらかに大きくずれるようなときには、内耳の障害を疑います。

●重心動揺検査

「重心動揺計」という検査器の上に立ち、重心の動きをコンピュータで解析します。まっすぐに立っているつもりでも、重心は微妙に変化します。その変動を解析することで、平衡機能感覚の程度や障害の原因が内耳にあるのか、脳や中枢神経にあるのかのおおよその見当をつけます。

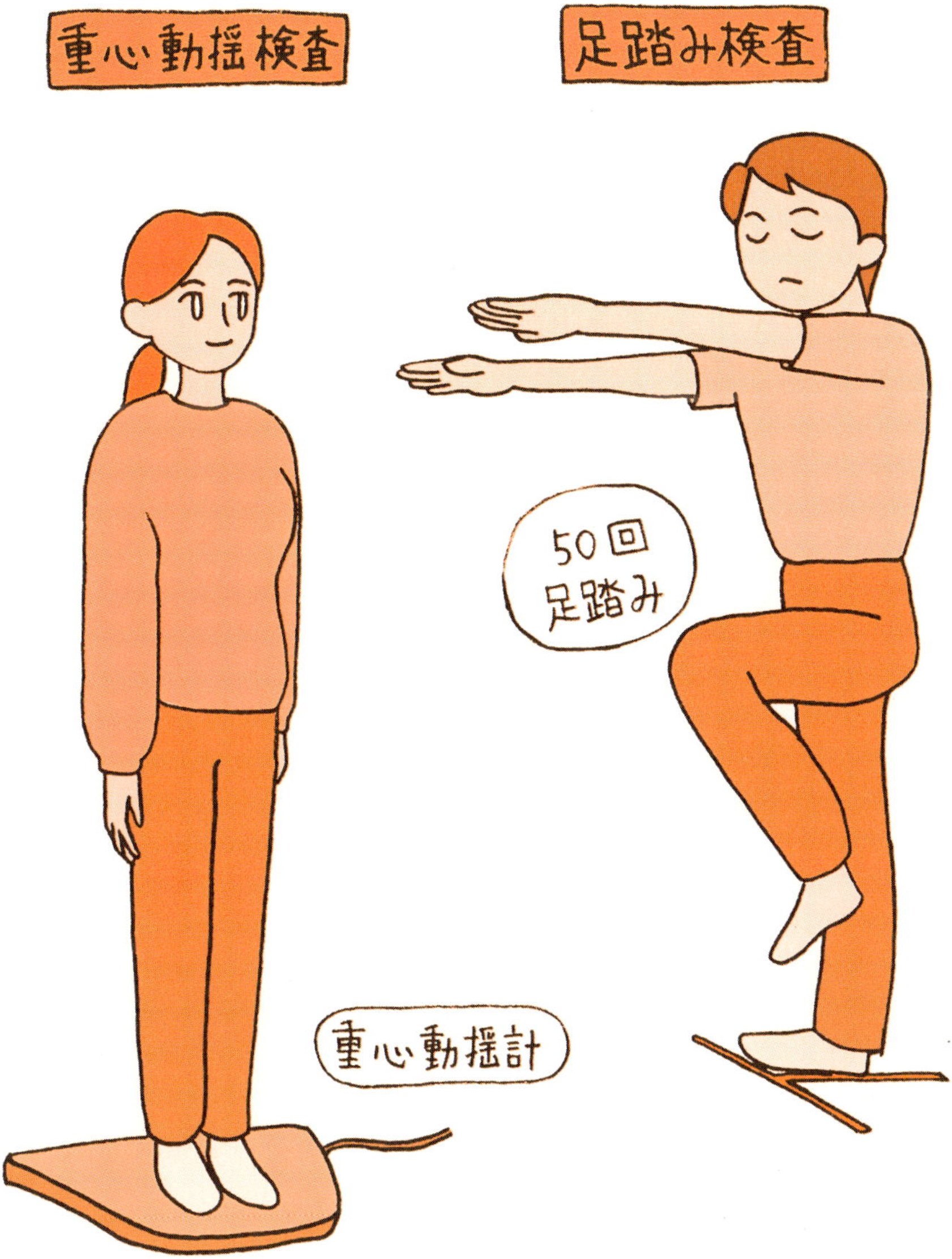
重心動揺検査
重心動揺計
足踏み検査
50回
足踏み

自律神経の乱れをチェックする

脳や耳に異常が認められない場合は、自律神経の働きに問題がないかどうか、調べてみる必要があります。自律神経がどのように乱れているのかを調べるには、次のような検査法があります。

●シェロング（シェロン）起立試験

横になって安静にしている状態の血圧・脈拍を測定したあと、立ち上がって、もう一度おなじ測定をします。自律神経の働きが正常ならば、大きな変動はありませんが、バランスが崩れていると大きく変動します。

●心電図R-R間隔

心臓の働きも自律神経によってコントロールされているので、安静時の心拍リズム（R-R間隔）を調べます。健康なら、心拍数はある程度の変動（揺らぎ）を示しますが、自律神経機能が乱れているときは、心拍リズムは一定になります。

●寒冷昇圧検査

氷水のなかに手を入れて、血圧の変化を調べます。健康なときには血圧は上がりますが、自律神経が乱れていると、血圧の変動はあまり見られません。

●自律神経問診票

簡単な質問表をもとに、どのような自律神経症状にあるかを調べて、ストレスがかかわっているかどうかの判断材料にします。

（81～82ページ参照）

めまいを治すための薬物療法

めまい症状をやわらげる薬剤

　原因疾患がはっきりしているめまいについては、原因となっている疾患を治療することで、完全になくなる場合もあります。しかし、原因がわからなかったり、わかっていても完全には治癒しないことがあることも、現実です。

　めまいを引き起こす病気にはいろいろなものがありますので、それに応じた治療が行なわれますが、めまい発作が起きたときには、まず嘔吐や悪寒を抑える治療を行ないます。

　症状を抑えたり、改善する目的で使われる薬にはさまざまなものがありますので、知っておくとよいでしょう。

　めまいが起きているときには抗めまい剤や鎮吐剤のほかに、心身を安定させる薬、自律神経調整剤、末梢血管の血流を改善する薬、神経代謝賦活剤などが処方されます。

●抗めまい剤

　神経の興奮を抑えて、脳や内耳の血流を改善させることで、めまいや吐き気を抑えます。消化器の運動機能を抑える薬もあり、吐き気を止めることもあります。激しいめまいがある場合は、症状がおさまらないこともありますが、飲みつづけていれば、やがて効くようになります。

●抗ヒスタミン剤

精神を安定させ、吐き気を止めるために使用します。めまい発作時によく使われますが、一般に市販されている乗り物酔い止めのトラベルミンも抗ヒスタミン剤のひとつです。

●抗不安剤

めまいは不安感が強いときや、うつ状態のときに強まる傾向があります。このようなとき、**精神安定剤**とも呼ばれている抗不安剤を使って精神面での安定を図ることで改善が期待できます。とくに抗不安剤は即効性があるうえ、精神的な効果と、筋肉や神経、血管の緊張を解くなどの身体的効果もあり、めまいに有効です。

●抗うつ剤

精神的なうつが原因でめまいを起こしているときに、うつ状態を改善するために使用します。めまいが何度も繰り返し起こると、精神的にうつ状態に陥ることもあり、そのようなときにも使用する薬です。最近では脳内のセロトニンという脳内物質の代謝とうつの関係がわかってきており、ＳＳＲＩという薬も使われるようになりました。

●ビタミン剤

末梢神経の働きを改善する作用をもつビタミンＢ12の製剤です、めまいを起こりにくくします。副作用がないので、長期間、服用しても問題はありません。

●神経代謝賦活剤

ビタミンＢ12とおなじように、神経細胞の代謝をよくすることによって、めまい症状をやわらげる薬です。

●副腎皮質ホルモン剤

抗炎症作用や代謝改善作用があります。内耳代謝が疑われるときには、内耳の代謝をよくするために使われます。

●末梢神経拡張剤・血流改善剤

脳や内耳の代謝を促すために、末梢の血流をよくする目的で服用します。末梢神経の代謝が改善されると、神経の障害を修復することができるのです。

●自律神経調整剤

自律神経の中枢である視床下部に直接働いて、自律神経のバランスの乱れを改善する作用があります。めまいが自律神経失調症や更年期障害の症状として現われているときに有効です。

●睡眠導入剤

睡眠の質が悪い、眠れないといったときには、睡眠導入剤を使用します。熟睡は心身の緊張をほぐすためにも、必要なものです。

睡眠導入剤には「超短時間作用型」「短時間作用型」「中時間作用型」「長時間作用型」に分類され、１～２時間作用するウルトラショートと呼ばれるタイプのものから、長時間作用するものまでさまざまあります。どのタイプが合っているか、睡眠障害の種類によって使い分けますから、医師との相談が必要です。

質のよい睡眠を得るためには必要な薬ですが、服用後にフラッキ感を覚えたり、アルコールといっしょにとると健忘症になるなど、気をつけなければならないこともあります。

転倒事故もそのひとつですから、眠る準備をしてから服用するようにします。

薬との上手なつきあい方

薬物療法はめまい発作後の激しい症状を抑えるだけでなく、慢性的な症状を抑える目的でも使われます。

一時的な症状がおさまったからといって、自分の判断で薬をやめてしまう患者さんもい

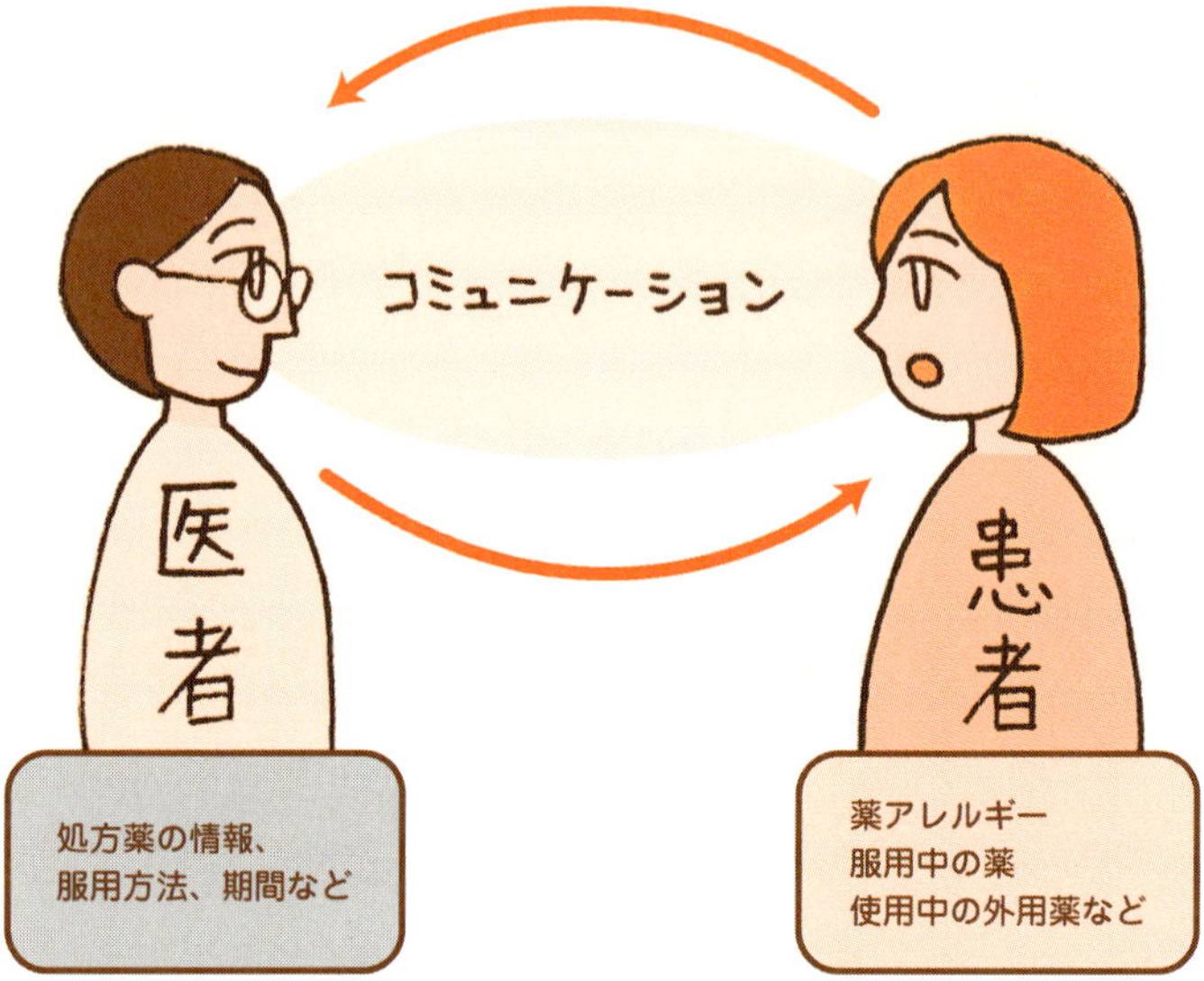

るようですが、やめたとたん再発してしまう人もいますので、医師の指示にしたがって、一定期間は服用を続けてください。

薬のなかでも、抗不安剤、抗うつ剤、睡眠導入剤などを処方されると、不安になったり、あるいは副作用を恐れて尻込みしてしまう人が多いようです。しかし、抗不安剤、抗うつ剤、睡眠導入剤は、現代ではすでにポピュラーな薬です。薬に対する過剰な不安は治療の妨げともなりかねません。医師は、患者さんの状態を把握したうえで処方していますから、自分で判断しないで、医師とよく相談のうえ、指示にしたがってください。

また、薬は種類が多くなるほど副作用が出たり、作用が強くなる、あるいは反対に効かなくなるといったことが起こります。ですから、他の病気で使用している薬があれば、外用薬も含めて、すべて医師に報告してください。薬アレルギーがある場合も、同様に伝えてください。

良性発作性頭位めまい症には理学療法が有効

注目を集めている エプリー法による治療

2章で見てきたように、めまいの治療で外科的手術を行なうものは多くはありません。外リンパ瘻や聴神経腫瘍などを除くと、ほとんど、薬物治療、理学療法によって改善を図ります。

この理学療法のなかでも「良性発作性頭位めまい症」に有効な「エプリー（Epley）法」が、最近注目されています。

良性発作性頭位めまい症の多くは耳石器のなかにある耳石が剥がれて、後半規管のなかに流れてくるためだと考えられています。この剥がれた落ちた沈着物（浮遊耳石）を頭部の運動で後半規管から移動させてめまい感をなくそうという方法がエプリー法なのです。

エプリー法が有効なのは後半規管に沈着物があるときにかぎられます。沈着物がどの半規管にあるかは、それぞれに特徴のある眼振を示しますから、判断することができます。

エプリー法は、頚椎の異常がないかどうかなどを充分にチェックしたあと、かならず医師によって行なわれなければなりません。患者さん本人が自分でできるように説明しているレポートなども見かけますが、それはまったく無効であるばかりでなく、かえってめまい発作を起こすことにもなりかねません。この方法は眼振の診察を同時に行ないつつ、医師が行なう治療法なのです。

エプリー法

1 治療は医師によって行なわれる

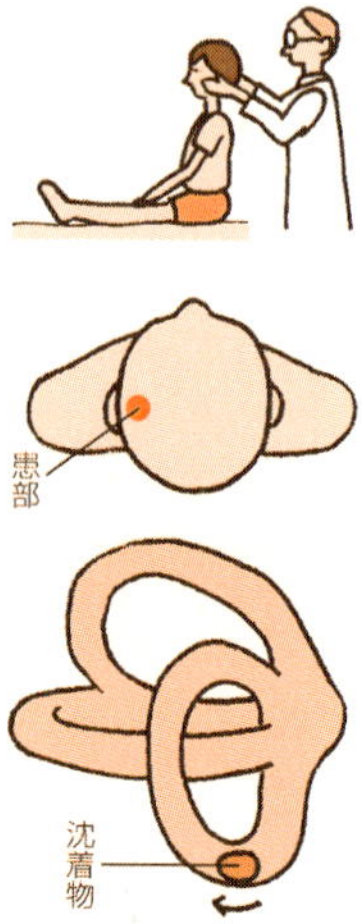

2 仰臥位で左 45 度患側下

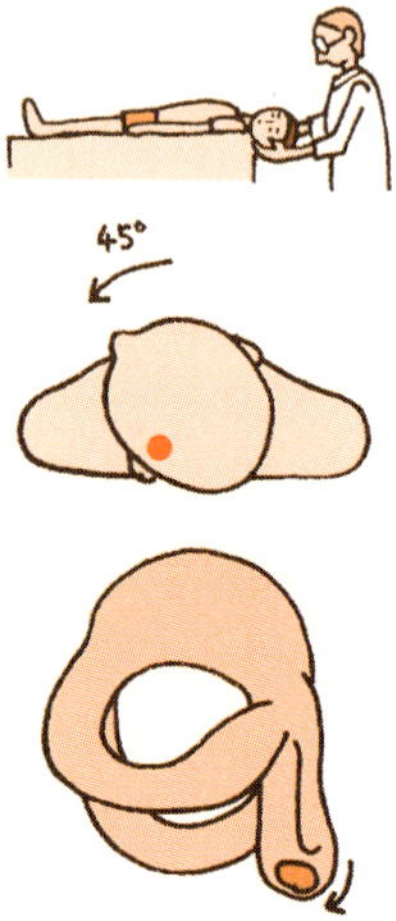

3 仰臥位で右 45 度健側下

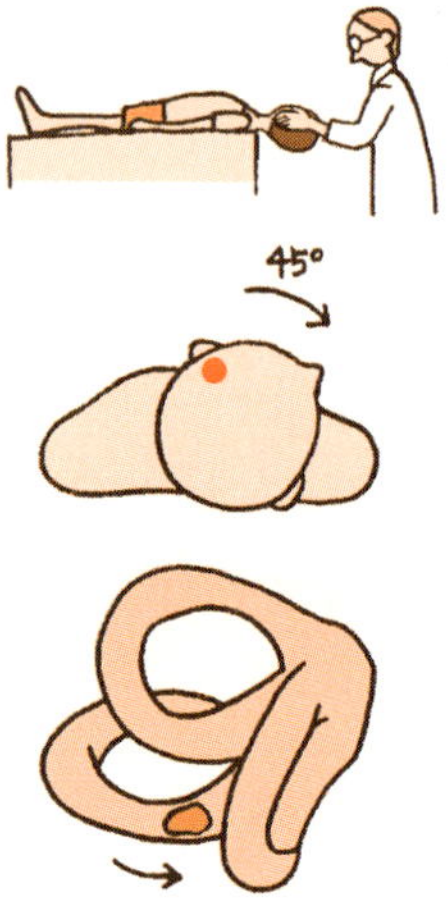

4 側臥位で右 135 度健側下

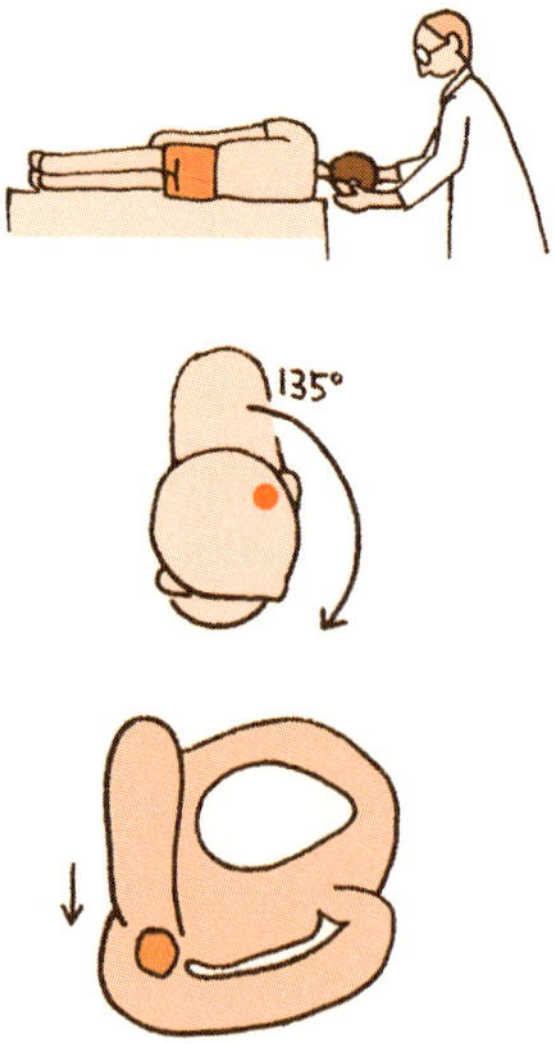

5 右屈曲のまま立位にする

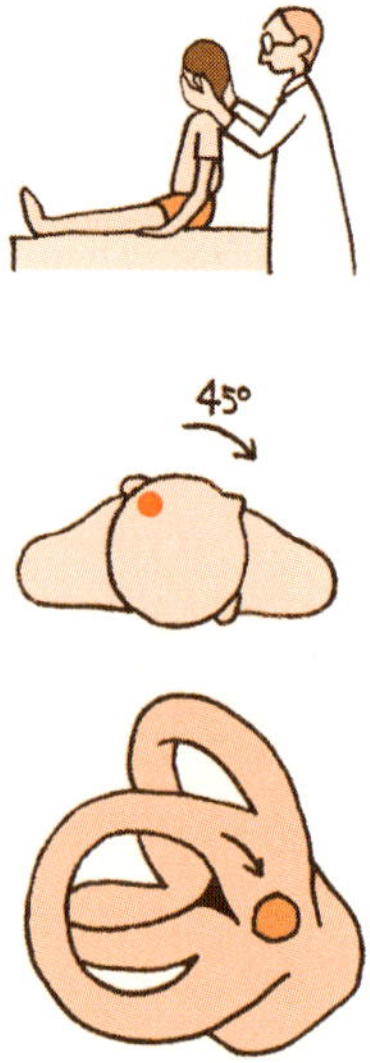

6 立位正中で20度頭を下げて固定

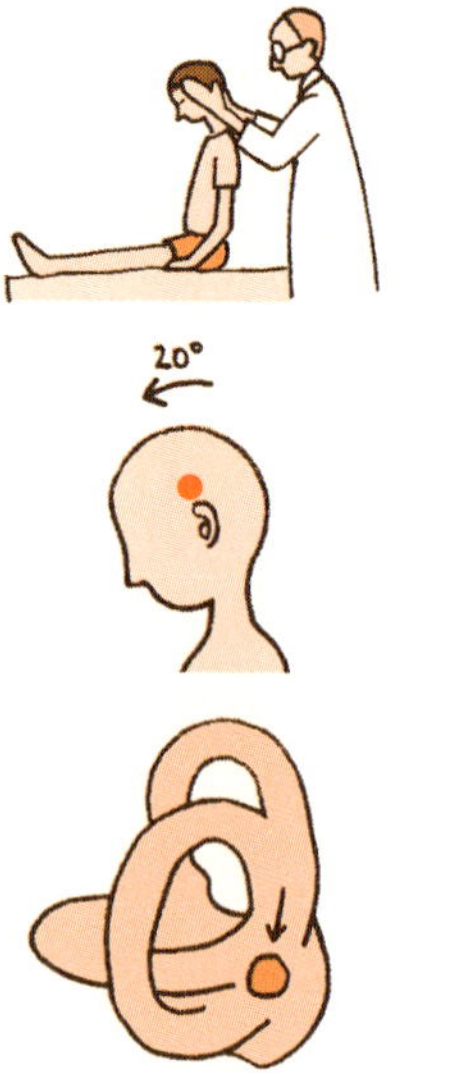

日常生活で気をつけること

6つのSを取り除く努力をする

6つのSとは、スモーク（smoke）、ストレス（stress）、ソルト（salt）、スリープレス（sleepless）、ストラグル（struggle）、スピード（speed）のことです。

すべて、生活のリズムを乱し、内臓に負担をかけ、あるいは、ストレスを倍増させる要因となるものばかりです。

一日を振り返ってみて、タバコを吸いすぎなかったか、塩分をとりすぎていなかったか、また闘争心が過剰のあまりストレスをためこんでいないか、自分を客観的に見てみましょう。

6つのSのない生活は身体にとっても心にとっても、健康な状態を維持するうえで、とても大切なことといえます。

ストラグル（struggle）とは、自分にとっていやなことやいやな人と闘争するとか、もがいて努力するという意味です。また、ここでいうスピード（speed）とは、時間に追われ、急《せ》かされて焦っていると状態を指します。何事も急いで、完璧にやり抜こうとするあまり、もがいて努力し、その結果ストレスをためたり、睡眠不足に陥ったりしていないでしょうか。そのストレスを発散するために、喫煙をするといったケースも少なくありません。

タバコに含まれるニコチンが血管を収縮させ、血液循環を悪くするということは明らかです。めまいや耳鳴りの誘因のひとつには、脳幹や内耳などへの血行不良があることを考えれば、禁煙するにこしたことはありません。

生活のリズムを整える

睡眠と食事は生命を維持するために欠かせないものです。ところが、24時間営業の店が増えたり、インターネットが盛んになったりするなかで、夜型の生活をする人も増えてきました。夜ふかしをすれば、生活のリズムは乱れてきますし、食事の時間にも、当然影響があることでしょう。

睡眠時間が不足したり、不規則になりがちだと、食事をすべき時間に食事をとらないという生活になり、その結果、自律神経機能はバランスを損なっていきます。

日常生活のリズムを整えるためには、まず充分な睡眠時間を確保することが大切です。

睡眠のリズムを回復させるためには、毎日、一定の時間にベッドに入り、決まった時間に起床するようにすることです。すでに夜ふかしが身についてしまった人は早い時間に眠れないかもしれませんが、横になっているだけでも、身体は休まっているのです。

日付が変わらないうちに就寝することを目標に、生活リズムの改善を図ってみてください。

質のいい睡眠をとる

心地よい睡眠を得るためには、昼間の緊張を解くことが大切です。

精神的に高ぶっていると、寝つきは悪くなります。就寝前には仕事のことや、やらなければならないことは忘れて、ゆったりとした時間をとるとよいでしょう。そのためには、音楽を聴いたり、入浴をしたり、自分に合ったリラックス法を見つけることです。

そして、「眠らなければならない」という

決まった時間に就寝
あのとき ああすれば
明日はまた あれしなくちゃ…
お風呂 気持ちよかった
ああ いい曲…
…

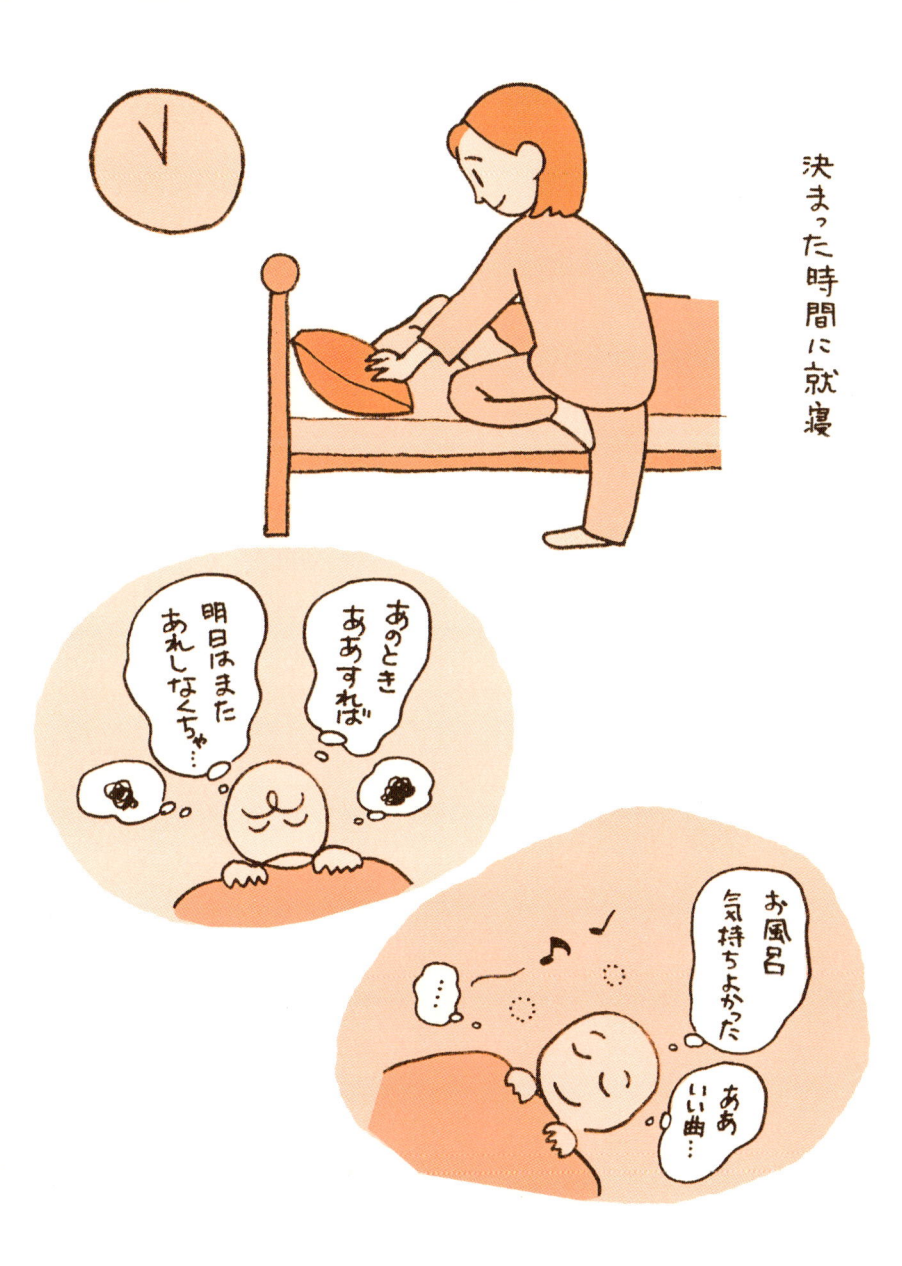

気持ちは捨てて、「眠らなくても身体を休めていればいい」というくらいに考えると、眠れることが多いものです。

めまいを繰り返しているときは別ですが、就寝前に少しのアルコールで気持ちをリラックスさせることもひとつの方法です。ただし、飲み過ぎはかえって睡眠の妨げになることを覚えておいてください。

第4章

急増するストレス性めまいは、
これで治す

原因不明のめまいの底にストレスが潜む

病気の背景にはストレスが隠れている

「ストレス」という言葉を聞かない日はないほど、私たちの生活はストレスに囲まれています。大人にかぎらず、子供でも多くのストレスを背負っているといいますが、では、ストレスとは、いったい何なのでしょうか？

　ストレスとは「外界からのいろいろな刺激が負担として働くとき、心身に生ずる機能変化」と定義することができます。そのストレスの原因となる要素を「ストレッサー」といいますが、現在ではストレスとひとまとめにして使われているようです。

　ストレスは気がつかないうちに蓄積され、「疲れがとれない」「眠れない」「食欲がない」といった状態から、さらに胃潰瘍、ぜん息、過敏性大腸炎症候群、片頭痛、リウマチ、円形脱毛症、などを引き起こす原因となりますが、めまいや耳鳴りもストレスが生み出すもののひとつに数えられるのです。

　ストレスから起こる病気は数多くあります。

　昔の人は「病は気から」といいましたが、ストレスをキャッチするのは脳です。脳の一部である視床下部が自律神経の機能をコントロールしているのですが、ストレスが過度にかかると、このコントロールがうまくいかなくなり、自律神経の機能は乱れてしまいます。そして、さまざまな症状を引き起こしてしまうのです。

自律神経は自分の意志とは無関係に働く神経で、動悸がする、呼吸が激しくなる、緊張すると心臓の拍動が速くなるといったことは、すべて自律神経の作用によるものです。

肩こりや首の痛みはどなたも経験されることでしょうが、これも自律神経が乱れているために血管が収縮して、起こる症状です。そして、この血流の悪さが脳に影響したときに、めまいや耳鳴りが起こることもあるのです。

私たちを取り巻いているストレス源

ストレスには、次のようにさまざまな種類があります。

- 物理化学的ストレス……寒暑・気候の変化・騒音・化学物質など
- 生物学的ストレス……飢餓・感染・疲労・睡眠不足など
- 社会的なもの……精神緊張・不安・恐怖・興奮など
- 精神的ストレス……結婚、離婚、身近な人の死、失恋、受験、経済的圧迫など
- 人間関係のストレス……職場や学校、家庭での人間関係のトラブル

このように見てみると、日頃、意識していなくても、私たちのまわりにはストレスを受ける要因がたくさんあることがおわかりでしょう。

そして、最も問題なのは、ストレスを受け入れることなく、自分は大丈夫だと頑張りすぎることなのです。

「私にはストレスなど無縁です」といった方でも、低気圧が近づいてくるだけでめまいを起こすということがあります。

次のページから「ストレスを受けやすい行動特性をもっているか、ストレス源はあるか、ストレスを軽減させる楽しみをもっているか、そして生活とストレス」という4つのチェックリストを載せています。

ご自分でチェックしてみてください。

1. 行動特性を点数化するチェックリスト

方法 性格や行動についておたずねします。
該当するものに○印をつけてください。
0：そうではない　1：まあまあそうである　2：おおいにそうである

1.	気性が激しい	0	1	2
2.	勝ち気である	0	1	2
3.	仕事その他で、他人と競争する気持ちをもちやすい	0	1	2
4.	イライラしたり怒りやすい	0	1	2
5.	自分の意見を通そうとする	0	1	2
6.	つい人を批判してしまう	0	1	2
7.	徹底的にやらないと気がすまない	0	1	2
8.	仕事その他に熱中しやすい	0	1	2
9.	熱中すると周囲が見えなくなる	0	1	2
10.	話したくなると一気に話さずにいられない	0	1	2
11.	毎日の生活のなかで、時間に追われる感じがする	0	1	2
12.	歩くのや食べるのが速い	0	1	2
13.	休んで何もしないと、気持ちが落ち着かない	0	1	2
14.	一度のふたつのことをしようとする	0	1	2

判定 質問1～14の合計点数15点以上→タイプA行動特性が高い

15.	周囲の目が気になる	0	1	2
16.	人前で緊張しやすい	0	1	2
17.	人の意見に合わせるほうである	0	1	2
18.	親や上司の期待に沿うように勤める	0	1	2
19.	いやなことがあっても我慢する	0	1	2

判定 質問15～19の合計点数6点以上→自己抑制型行動特性が高い

20.	つらいことがあると避けようとする	0	1	2
21.	問題が生じると、他人のせいにしがちである	0	1	2
22.	機嫌が悪いと、つい人を責めてしまう	0	1	2
23.	とりかかる前に、いろいろ心配するほうである	0	1	2
24.	アルコールやカラオケで憂さを晴らすほうである	0	1	2

判定 質問20～24の合計点数4点以上→逃避型行動特性が高い

2. ストレス源を点数化するチェックリスト

方法

日常のイライラについておたずねします。
該当するものに○印をつけてください。
0：感じない　1：ときどき感じる　2：常に感じる

1.	すし詰めの電車や長い通勤	0	1	2
2.	長時間の残業	0	1	2
3.	仕事の内容	0	1	2
4.	自分に対する周囲の評価	0	1	2
5.	上司との関係	0	1	2
6.	同僚との関係	0	1	2
7.	部下との関係	0	1	2
8.	自分の将来	0	1	2
9.	解雇や転職の可能性	0	1	2
10.	自分の健康	0	1	2
11.	家族の健康	0	1	2
12.	子どもの将来（該当する方のみ）	0	1	2
13.	老後の生活	0	1	2
14.	妻、夫、子どもとの意志の疎通	0	1	2
15.	親の扶養（該当する方のみ）	0	1	2
16.	姑などの問題（該当する方のみ）	0	1	2
17.	友人との関係	0	1	2
18.	借金（家のローンなど）	0	1	2
19.	異性関係	0	1	2
20.	ギャンブルへの依存（該当する方のみ）	0	1	2
21.	アルコール依存（該当する方のみ）	0	1	2
22.	近所づきあい	0	1	2

判定

質問1～22の合計点数が15点以上をストレス源を多く持っている指標とする。

3. ストレスを軽減させる因子のチェックリスト

方法　日常の趣味や気分転換についておたずねします。
該当するものに○印をつけてください。

1. (　) 日頃、趣味を実践している
2. (　) スポーツで汗を流す機会がある
3. (　) 仕事以外のサークル活動をしている
4. (　) 気のおけない友人がいる
5. (　) 周囲に自分を評価してくれる人がいる
6. (　) 家族との団らんがある
7. (　) 妻（夫）になんでも相談する
8. (　) 職場に気安く相談できる上司や同僚がいる
9. (　) 外出することが多い
10. (　) 旅行を楽しむ機会がある
11. (　) 酒や食事を楽しむ機会が多い

判定　印をつけた項目の数を得点とする。

ストレス緩和因子の年齢別検討

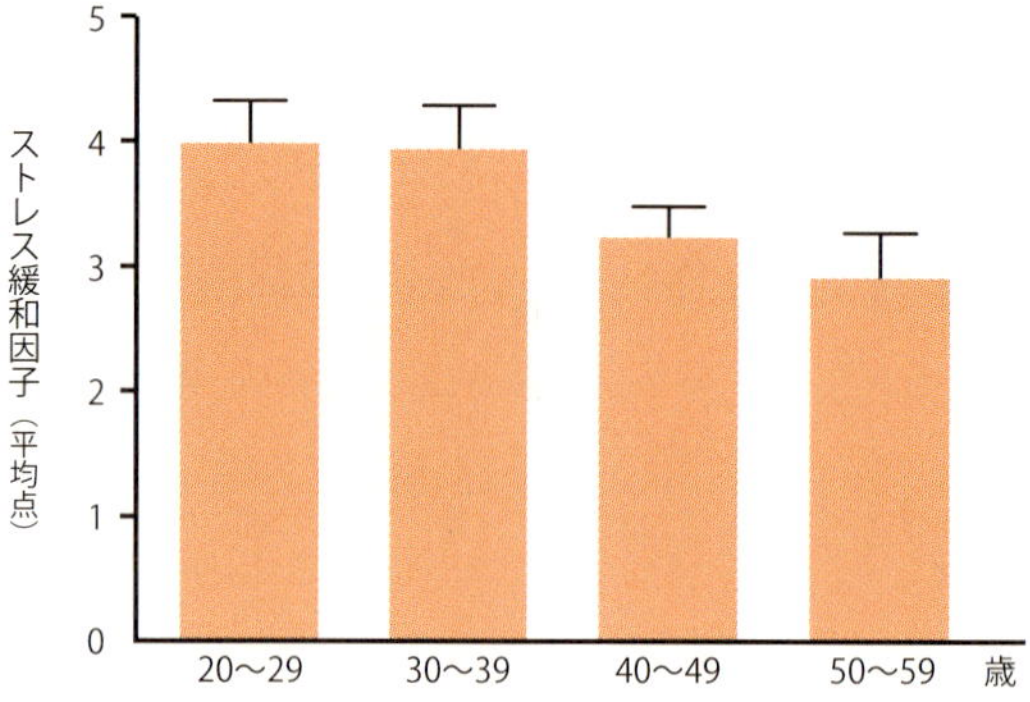

〈引用文献〉Equilibrium Res 57(4),428,1998

4. 生活とストレス（ライフイベント）リスト

方法　過去6カ月以内に起きたライフイベントで心当たりのある番号に○印をつけてください。
印をつけた項目の点数の合計で判定します。

順位	日常の出来事	点数
(1)	配偶者の死	100
(2)	失恋・離婚	73
(3)	伴侶との別居	65
(4)	民事・刑事事件の発生	63
(5)	近親者や大事なペットの死亡	63
(6)	本人の大きなけがや病気	53
(7)	結婚・婚約	50
(8)	失業	47
(9)	友人の裏切り	45
(10)	退職・引退	45
(11)	家族の健康の変化	44
(12)	性生活の不満・困難	39
(13)	新しい家族メンバーの加入	39
(14)	仕事上の変化	39
(15)	職場・学校・家庭内の精神的肉体的暴力	38
(16)	親友の死	37
(17)	配置転換・転勤	36
(18)	友人や夫婦げんかの回数の増加	35
(19)	年収の3倍以上の借金	31
(20)	借金やローンの抵当流れ	30

順位	日常の出来事	点数
(21)	仕事の地位の変化	29
(22)	子どもの結婚	29
(23)	親戚関係のトラブル	29
(24)	個人的な成功	28
(25)	妻の就職・退職	26
(26)	本人または子どもの進学・卒業	26
(27)	生活環境の変化	25
(28)	個人的習慣の変更	24
(29)	上司とのトラブル	23
(30)	労働時間や労働条件の変化	20
(31)	転居	20
(32)	転校	20
(33)	レクリエーションの減少	19
(34)	社会活動の変化	19
(35)	宗教活動の変化	18
(36)	年収3倍以下の借金	17
(37)	睡眠習慣の変化や減少	15
(38)	家族の数の変化	15
(39)	食生活の変化	15
(40)	長期休暇	13
(41)	クリスマス・お盆・年末・年始	12

判定　合計点数
25未満…ストレス度　軽度
25～50…ストレス度　中等度
50～100…ストレス度　高度
100以上…ストレス度　極めて高度

〈出典〉東京厚生年金病院版 2005年度

悪役のストレスが善玉になることもある

条件によってはストレスも活動源に！

「ストレスは人生のスパイスである」というのは、ストレスを最初に提唱したセリエ博士の言葉です。セリエは「慢性ストレスは胃・十二指腸潰瘍の発症、胸腺・リンパ腺の萎縮、副腎皮質の肥大などを起こさせる原因になる」といっています。しかし、その一方で「スパイス」にもなるといっているのです。

　実際、何のストレスも刺激もない生活を送っていると、何かに挑もうとする意欲がなくなってしまうことはあるでしょう。スパイスのききすぎた料理はいただけませんが、まったくない料理も味気ないのとおなじように、上手に取りこめばストレスもまた人生のスパイスや励みになるのです。

　１９２９年、ワトソン博士が「報酬と罰」という実験結果と学説を発表して有名になりました。

　それは、次のような実験です。

　ネズミをカゴのなかに入れ、ランダムに電流を流します。電流はネズミにとって不快なものですから、何度も電流を流していると、ネズミはどんどん元気をなくし、食欲までなくしてしまいます。そして、とうとうカゴの片隅に丸まったまま、動かなくなってしまいました。

　ところが、もうひとつのカゴにおなじようにネズミを入れ、電流を流すと同時に餌《えさ》を与

罰 —恐怖の電流—　　報酬 —快の電流—

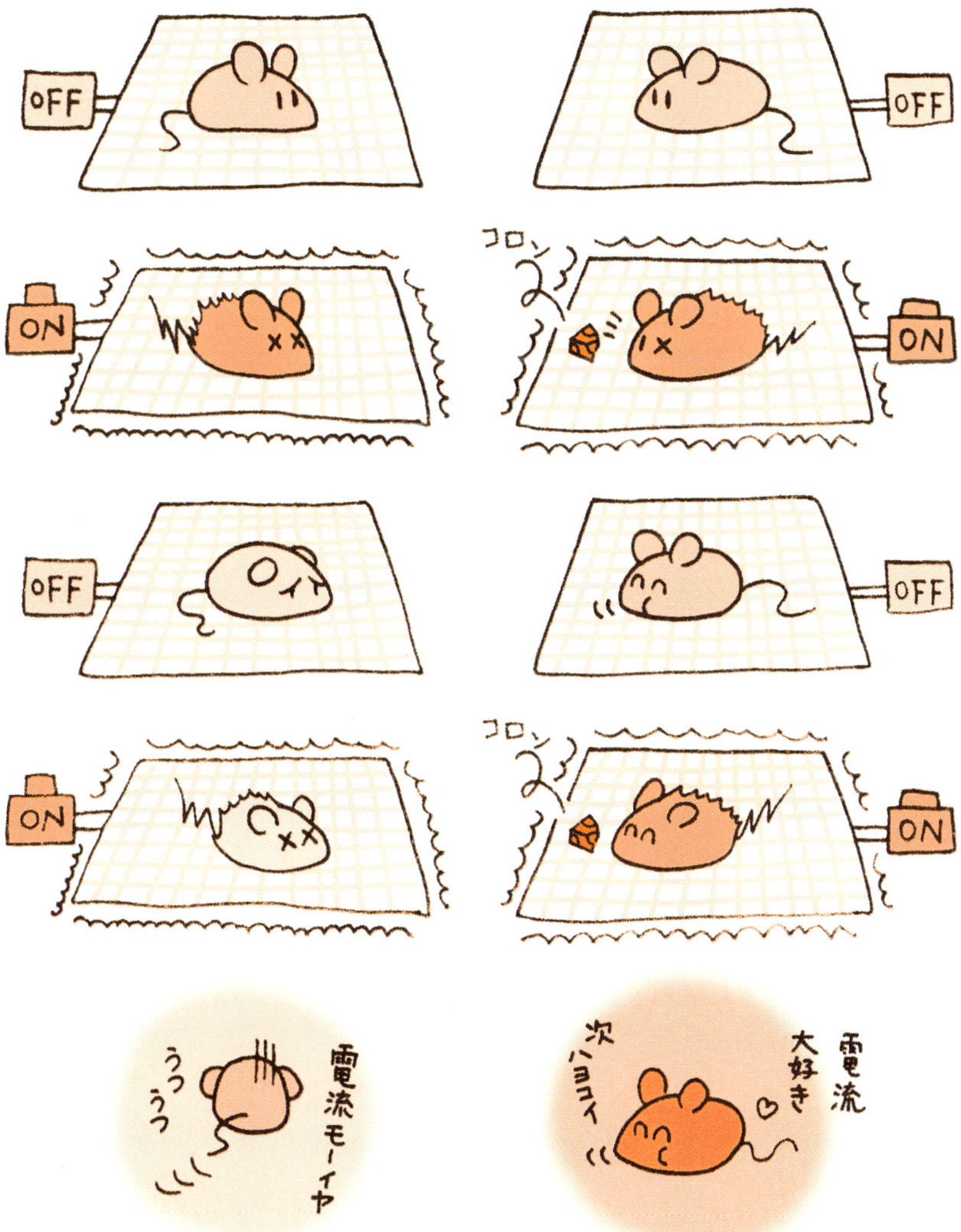

えるという実験を行なってみました。すると、こちらのネズミは活発に動きまわり、流される電流をまるで待っているかのようだったというのです。

そちらのネズミにも、おなじ電流です。しかし、一方のネズミは動けなくなるほどのいわば恐怖を覚え、もう一方のネズミはこれを快と感じたというのです。

この電流は、つまりストレスです。

この結果は、人間にとってもおなじことがいえるということなのです。

まったくおなじ種類のストレスでも、ある人にとっては活動の源になり、ある人にとっては身体に変調をきたし病気を引き起こす原因となってしまうわけです。

ワトソンの実験を継続して、ストレスを感じつづけたネズミの脳を解剖してみると、大脳辺縁系と視床に変化が生じていて、セロトニンという物質が減少していることが新たにわかりました。

これは人間でもおなじで、ストレスを感じつづけて不快な気持ちを持続していると、セロトニン量の減少が証明されています。

この結果から、現在、セロトニン作動系の抗不安薬としてセディール・ＳＳＲＩが注目されています。

ストレスを感じやすい人とそうでない人

たとえば、抱えきれないほどの仕事を抱え、締め切りも決められているとき、あなたはどのように考えるでしょうか。ある人は、四六時中仕事のことを考え、食欲をなくし、気になって眠れないと感じるようになるでしょう。しかし、別のタイプの人は「よし、全部やっつけてやる！」と意気ごんで、この仕事が終わったら、自由な時間で何か楽しいことをしようと早くも計画を立てているかもしれません。

おなじストレスを受けても、押しつぶされ

そうになる人と、逆にそれをエネルギーに変えてしまう人がいます。

ストレスが心身に及ぼす影響は、受ける人の感受性や性格に大きく左右されるのです。

一般に次のようなタイプの人はプレッシャーに弱く、慢性的なストレスに陥りやすいようです。（タイプＡ）

①きちょうめんで、何事も完璧にできないといやな人
②周囲に気を遣って、自分を押さえこんでしまう人
③ものごとにこだわりやすい
④完全主義者である
⑤自分を犠牲にしても何かをやり遂げる

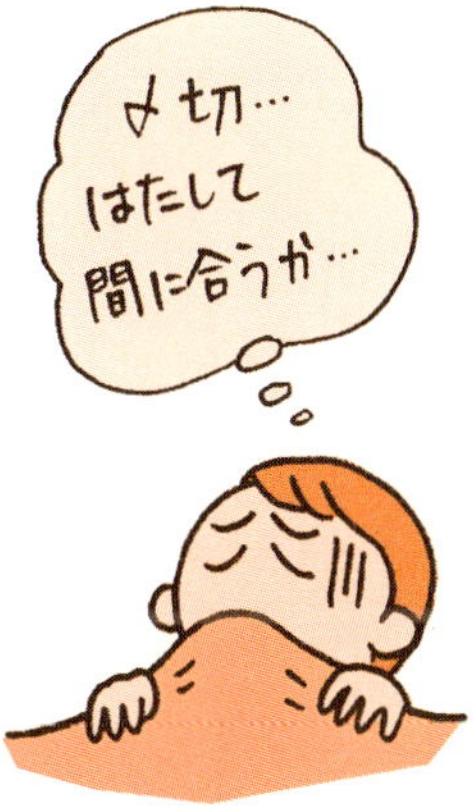
〆切…
はたして
間に合うか…

一方、次のようなタイプの人はストレスに強いようです。（タイプＢ）

①他人の目や評価をあまり気にしない
②気持ちの切り替えが早く、ひとつのことにこだわらない
③喜怒哀楽を上手に表現できる

ストレスに弱い人は、性格別にいえば、いわゆるタイプＡの人で、ストレス＝悪いものとして考える傾向があります。

しかし、ストレスはいつも悪いものではありません。考え方、発散の仕方しだいで、逆に活動の源にさえなるものですから、上手に利用し、消化していくことのできるものなのです。

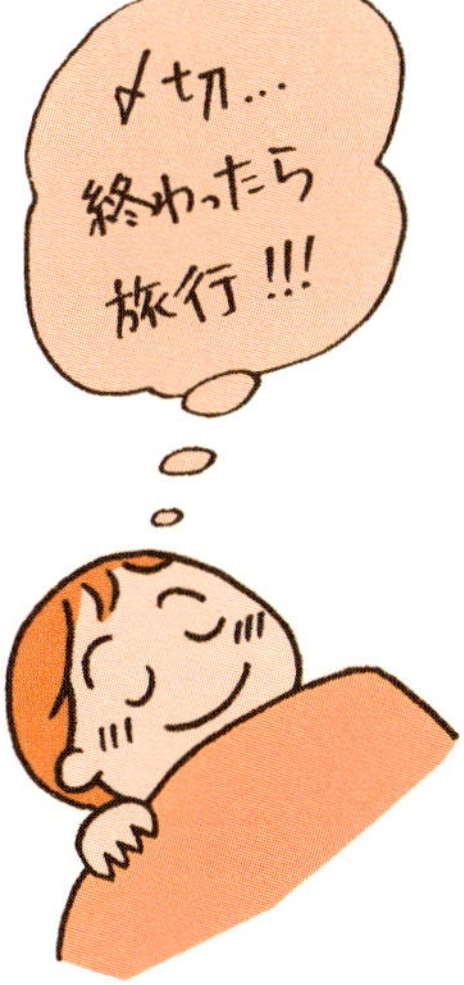
〆切…
終わったら
旅行!!!

まず自分のストレスを自覚することから始めよう

自覚のないストレスがいちばんやっかい

ストレスを感じ、認めることのできる人は、上手に気持ちを切り替えて、他のことに目を向けたり、その場から逃げたりすることもできます。しかし、ストレスがかかっているのに、それを自覚できない人はストレスの罠《わな》にはまってしまうことが多いといえます。

あるとき、ひとりの女性がめまいを訴えて入院されました。

この方はご自分の仕事を辞めて父親の看病をしていたのですが、その父親が亡くなり、新しい仕事についていました。本人は「ストレスを感じてはいない」ということでしたが、ストレスイベントのチェックリストをつけてもらうと、上位の項目にことごとくチェックが入ったのでした。

この女性は耳鼻咽喉科でめまい治療をしても改善が見られず、心療内科で診察を受けていただいたところ、「うつ病」という結果が出ました。

強いストレスを感じると、その人の弱い部分に症状が出てきます。

十二指腸潰瘍、下痢、湿疹などの皮膚の炎症、円形脱毛症などもその一部で、フラツキ感、めまいもおなじように、ストレスから起こる場合があるのです。

ストレスがたまってくると、身体は肩こり、頭痛、疲労感といった形でサインを出します

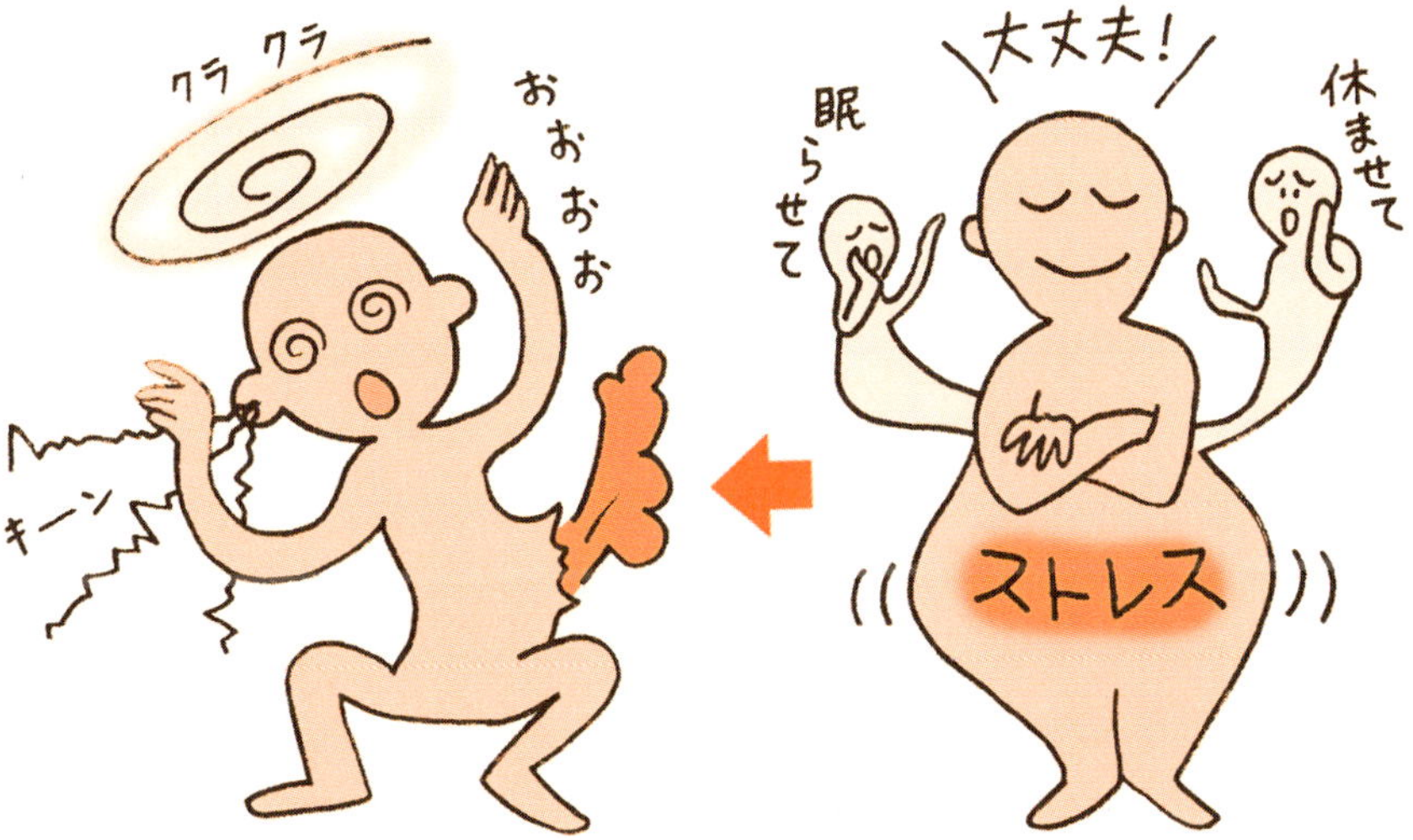

が、サインを無視して頑張りすぎると、自律神経の調節機能はどんどん落ちてしまいます。

頑張りすぎる人は、身体は「休みたい」「眠りたい」「逃げ出したい」と要求しているのに、気持ちが先走って要求に応えないまま、さらにストレスをためこんでしまうのです。

そして、ある日突然、激しいめまいや耳鳴りに襲われてしまう人が少なくありません。メニエール病の患者さんにも、このようなケースが多く見られます。

ストレスを消化できないままでいると、睡眠の質が悪くなり、慢性の睡眠不足の状態になります。睡眠不足は食欲の不振につながり、悪循環を繰り返すことになります。

ライフイベントとして問題にするようなことがなくても、気温、気圧、湿度のような天候状況でさえ、ストレスに関係しているのですから、まず、自分のストレスに気づいて、気持ちを切り替えることが大切なのです。

ストレスの原因は日常生活のなかに隠れている

生活習慣病としてのめまいを引き起こすストレス

私たちの生活は食事・睡眠・仕事や勉強・休息・運動や遊びといった5つの要素で成り立っています。これらがバランスよく24時間のなかに配分されていると、健康な生活をすることができるのですが、このリズムが乱れてくると、自律神経機能にも乱れを生じさせます。

生活のリズムの乱れは自律神経失調症だけではなく、糖尿病や高血圧などの原因にもなっています。現在、バランスのよい生活を送っているかどうか、自分自身の生活習慣を見直してみることも必要です。

自律神経の調節機能を低下させるような問題があるかどうか、いくつかの点から見てみましょう。

まず、不規則な生活を送っていないでしょうか？

次のような項目に当てはまる人は、とくに生活習慣病からのめまいとして注意が必要です。

- 食事時間が不規則で、忙しいと食事を抜くことがある。
- 深夜や就寝直前に食べることが多い。
- 夜ふかしをしたり、仕事で睡眠時間を削るようなことが続く。
- 昼夜が逆転したような生活を送っている。
- 勤務時間が不規則で、残業が多かったり、休日出勤をすることがある。

身体がなんらかのサインを発していないでしょうか？

- アルコールや睡眠薬がないと眠れない。
- 過食の傾向があり、酒やタバコが手放せない。

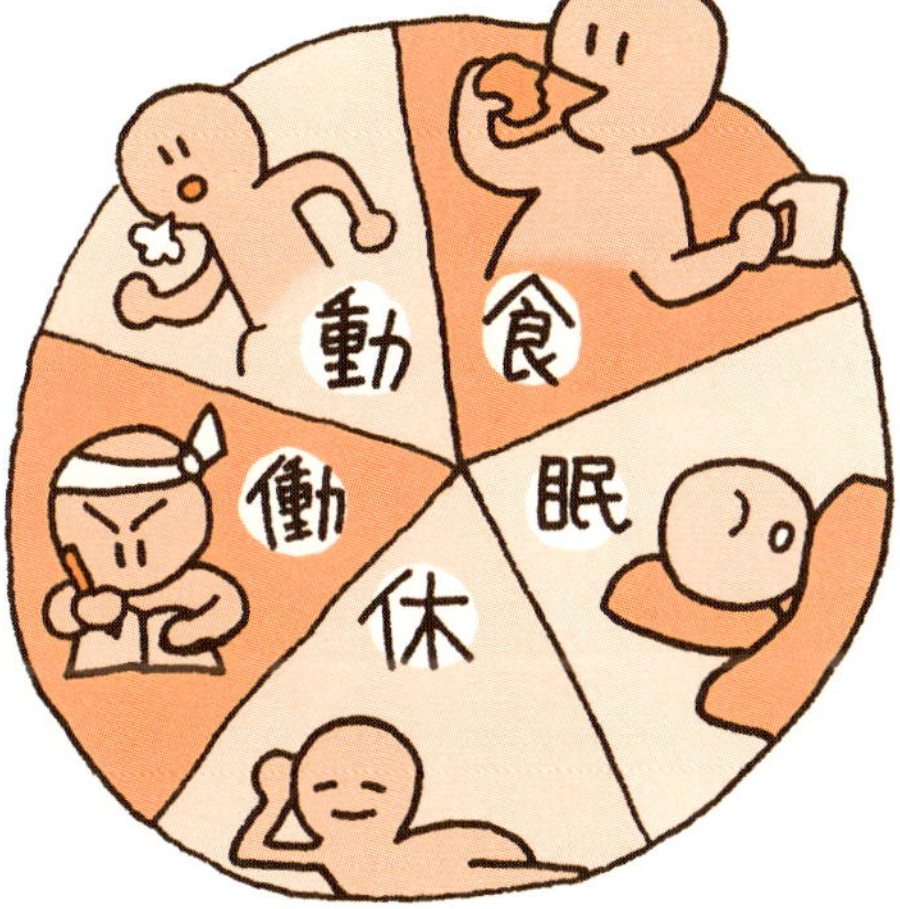

喜怒哀楽を日頃、素直に表現できているでしょうか？

- 人に頼まれるといやといえず、よけいな仕事までしてしまう。
- プライベートな時間よりも仕事を優先させてしまう。
- イライラすることが多い。
- 趣味といえるものがない。

休養を充分にとっているでしょうか？

- 休養する時間や空間がない。
- 休日でも仕事のことが頭を離れない。
- 運動不足になっている。
- 運動することがあまりない。
- 休日には家でゴロゴロし、気持ちを発散する機会が少ない。

以上のような傾向があれば、生活のなかに歪《ゆが》みが生まれている証拠ですから、悪循環を断ち切り、ストレスに左右されない生活を送ることができるよう、生活改善をしましょう。

めまい日記をつけて原因を見つけよう！

日常生活のなかで、どのようなときにどんなめまいが起こるのか、きちんと把握するために「めまい日記」をつけてみるのも、ひとつの方法です。

私のところに来られた17歳の女子高校生のケースをご紹介しましょう。

この患者さんは4年間もめまいに悩まされ、都内の5つの病院をまわりましたが、その原因を突きとめることはできませんでした。話を聞いてみると、月に1度めまいが起こり、その間は肩がこる、頭が重いなどの付随症状もあるということでした。

「月に1度」という言葉がキーポイントになりました。めまいの原因は「月経前緊張症」だったのです。この方には婦人科を受診することをおすすめして、根本治療を受けることができるようになりました。

ご自分で「めまい日記」をつけてみると、このようなケースも見すごすことなく、原因を探り出すこともできるのです。

「めまい日記」に書きこむ内容は難しいことではありません。

- 天候
- めまい・耳鳴りの症状と程度、持続時間など
- 日常生活での支障度
- 吐き気、頭痛、悪心、耳鳴り、肩こりなどの付随症状
- 睡眠時間
- 一日のなかで気になったことやストレスの有無など

日記をつけることで、自分の生活状態や問題点、めまいが起こるきっかけになったことに思いいたることもあります。そのようなことがわかれば、診断や治療にも役立ちますので、一日の終わりには5分ほどの時間をとって日記をつけることをお勧めします。

めまい日記の書き方

平成17年11月

日付（天候）			3日（晴）			4日（雨）			日（　）		
時刻			朝	昼	夜	朝	昼	夜	朝	昼	夜
症状	めまい	回転感	⧺	−	＋	＋	−	−			
		動揺感	−	−	＋	−	−	−			
	耳	耳鳴（左・右）	＋	−	−	＋	−	−			
		聴力の低下（左・右）	＋	−	−	＋	−	−			
	その他	悪心・嘔吐	＋	−	−	＋	−	−			
		手足の痺れ	−	＋	−	−	＋	−			
		肩首のこり	−	−	−	−	−	＋			
		頭痛・頭重	−	−	−	＋	−	−			
	日常生活支障度		＋	−	−	＋	−	−			
治療	カプセル剤内服		○	／	○	○	／	○			
	錠剤内服		○	○	○	○	○	○			
	その他		点滴								
その他	そのほかに気づいた事		仕事が気になりなかなか眠れなかった			よく眠れなかった					
	今週のぐあい		非常によかった・よかった・少しよかった・変わらなかった・悪かった								

● 耳鳴り・めまいの症状の書き方　　とてもある（⧺）　少しある（＋）　ない（−）
● 付随症状の書き方　　ある（＋）　ない（−）
● 日常生活の支障度の書き方　　苦しい（⧺）　少し苦しい（＋）　支障はない（−）

この方法でストレスを解消し、めまいを治そう！

自分に合った方法で上手にストレス解消を

ストレスをためこまないようにするには、まず自分を駆り立てるような考え方を捨て、「もっと気楽にいこう」「肩の力を抜いていこう」という気持ちに切り替えることです。

そして、また、ライフスタイルを改善することが大切なのです。といっても、何か特別な努力をしなければならないと考えるのではなく、無理のない生活をすればよいのです。

そのためには、次のようなことにポイントをおいて生活を整えてみましょう。

- 睡眠を充分にとる
- ストレスをためこむような考え方・習慣を改める
- 軽い運動をする
- 生活のなかに小さな喜び、プチ・ハピネスを見つける

生活習慣を変えるのは簡単なことではないと思う方もいるかもしれませんが、一度に変える必要はないのです。

たとえば、いろいろ問題はあるけれども、まず睡眠時間をきちんと確保することだけは守ってみようというふうに、ひとつのことから始めればよいのです。

また、めまいの症状が気になるから、家のなかでじっとしているというのではなく、気分のよいときには、ウォーキングに出かけてみるとか、何か好きなスポーツをしてみるな

腹式呼吸

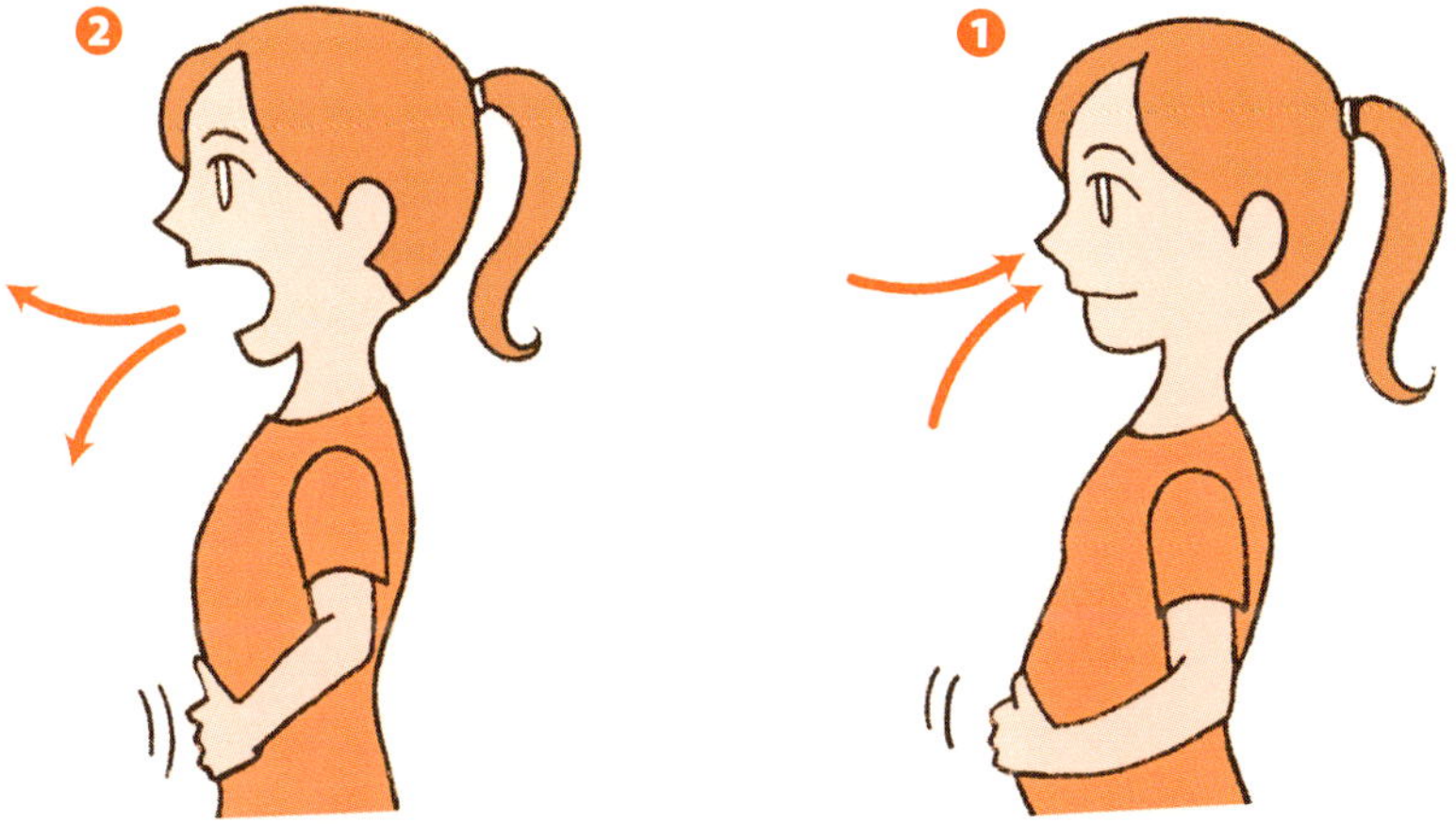

① 口を閉じて鼻から息を吸う。吸うときにお腹がふくらむ。

② 口からゆっくりと長く伸ばすように息を吐く。吐くときにお腹がへこむ。

ど、積極的に身体を動かしてみることも大切なことです。不安なことに目を向けるばかりではなく、楽しいことを見つけ出して熱中していると、症状も軽くなってきます。

全身をリフレッシュさせる簡単ストレッチ

めまいや耳鳴りに悩んでいる人には、肩こりや頭痛を訴える人がたくさんいます。めまいを起こし、耳のなかの平衡機能を保つ神経がおかされたときには、頸部や肩の緊張が強くなり、さらに血行が悪くなり、肩こりや首のこりが強くなります。その結果、頭痛も出てくるということもありますので、筋肉の緊張をゆるめるような運動を行なって、身体をリラックスさせましょう。

ストレッチは場所もとらず、どこでも手軽に行なえますので、一日のうち、いつでも行なってください。

1．腹式呼吸

まず、腹筋を使って、酸素をたくさん取り入れる腹式呼吸を覚えてください。これは胸への負担が少ない呼吸法ですから、ストレッチの前にかならず2～3回行ないます。

2．首・肩のストレッチ

ストレッチの要領はまず基本の姿勢を正しくとって、首や肩、上半身に力を入れたときの感じ（緊張状態）と力を抜いた感じ（リラックス状態）をよく楽しむことです。緊張状態からリラックス状態に移行したとき、血液がスッと流れていくような感覚を味わってください。

3．上半身のストレッチ

立っていても座っていてもできる簡単なストレッチです。慣れないうちは、まず座ってから行ないましょう。

とくに、パソコンの前に長く座っているような仕事の人は1時間に1度このストレッチを行なうだけで、疲労感はまったく違ってきます。首や肩のこりが強い人は、上半身のストレッチを5回1セッションとして、朝・昼・晩と1日3回やるのも有効です。

4．下半身のストレッチ

立って行なうストレッチです。

このストレッチはまっすぐ立つ姿勢から始めますので、慣れるまでは全身が映る鏡の前で、姿勢を確認しながら行なっていくと、上手にできるようになります。

もし身体がふらついたり、安定が悪いと感じたりするときには、椅子の背や柱など、身体を支えられるものにつかまって行なってもかまいません。

上級者編になりますと、お腹のダイエットにも効果があります。ただし、ぎっくり腰や五十肩の人、股関節に持病がある人は行なわないでください。

首・肩のストレッチ

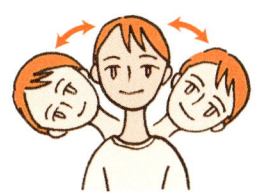

①首を左右に５秒ずつ保つようにして交互に曲げる。各３回行なう。

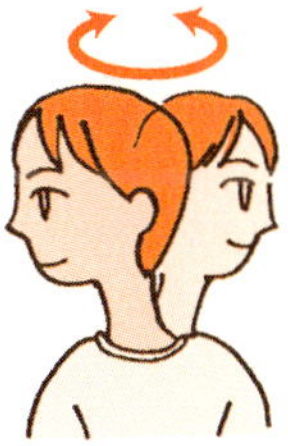

②首を左右に５秒ずつ保つようにして交互に向ける。各３回行なう。

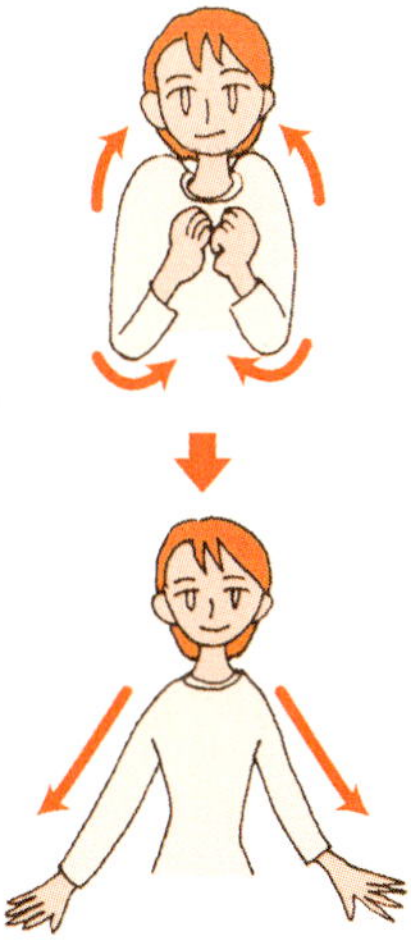

③腕を曲げながら両肩をすくめ、５秒保ってから力を抜く。３回行なう。

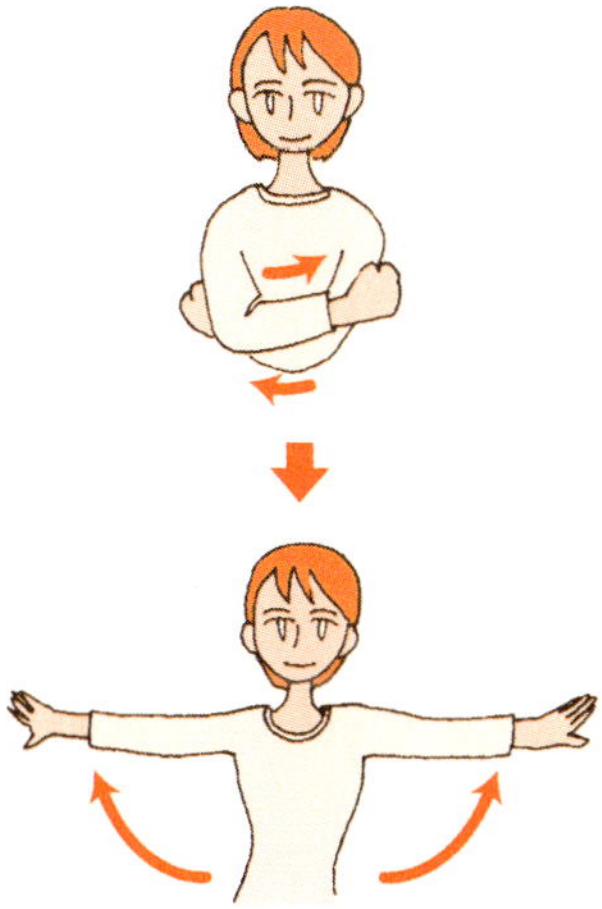

④両手を前で交差させて、肩の高さまで外側に広げ５秒保ってから元の位置に戻す。３回行なう。

上半身のストレッチ

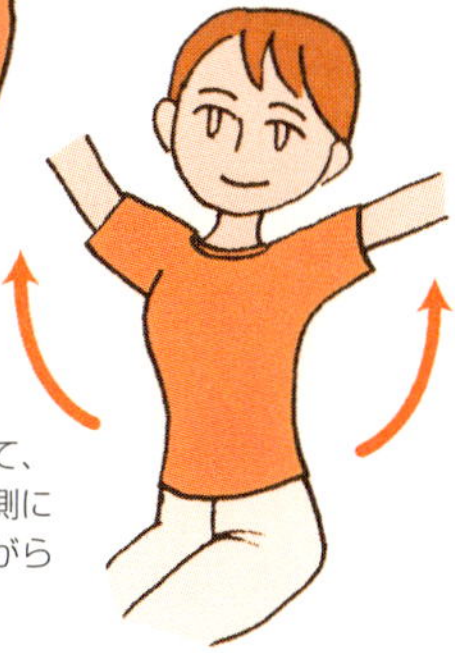

①背を伸ばし、腕を上げながら鼻で息を吸う。

②親指同士をからめて、できるだけ肘を外側に広げるようにしながら腕を上に伸ばす。

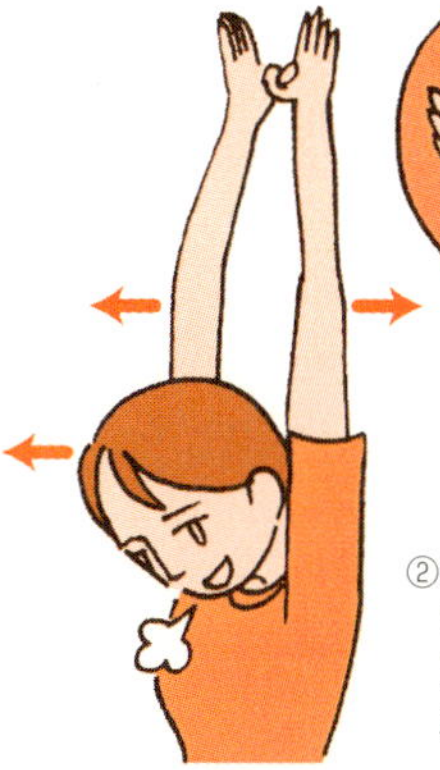

③両腕の中に首を前に倒し、筋肉を収縮させる。同時に口から息を思いきり吐き、５秒保つ。

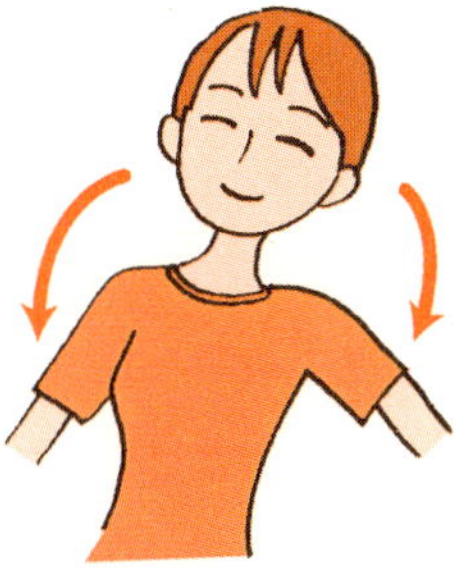

④腕をできるだけゆっくりおろしながら、鼻から息を吸う。

※肩や首に病気のある場合は、やらないこと。

下半身のストレッチ

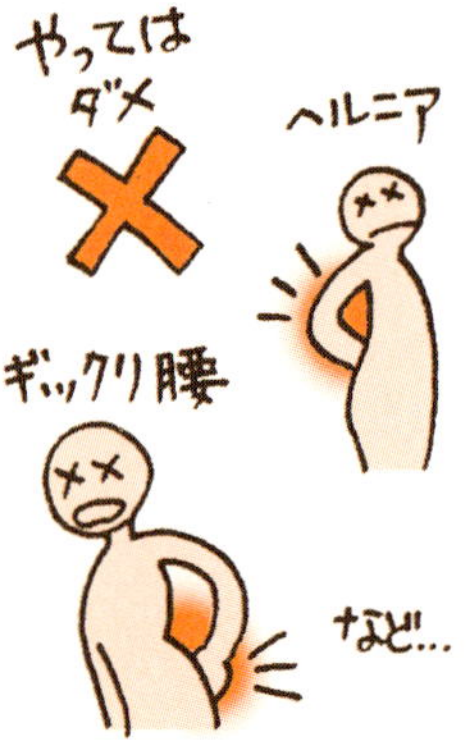

やっては
ダメ
ヘルニア
ギックリ腰
など…

腰・股関節に病気のある人はしない。

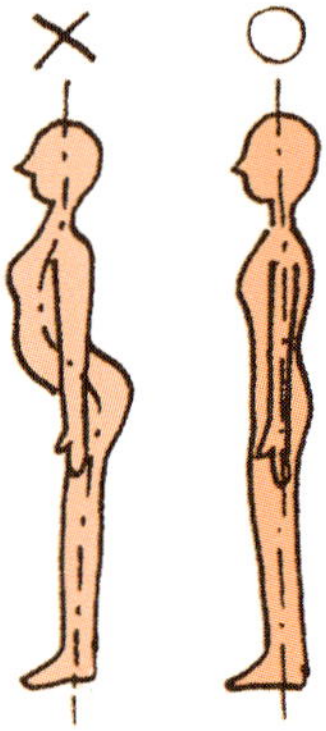

お腹が出ないように立つ。

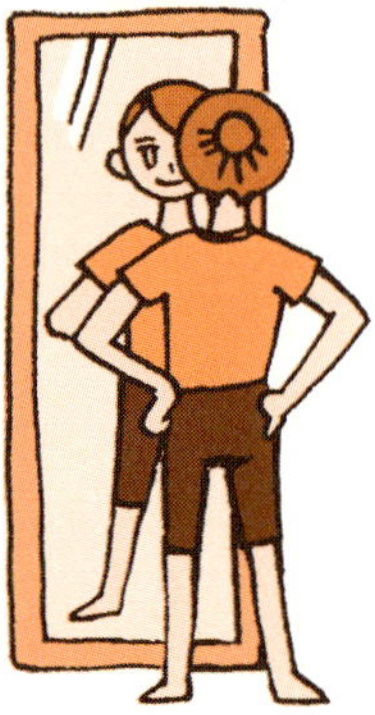

まっすぐ立っているか確認するため、全身の映る鏡の前でやる。

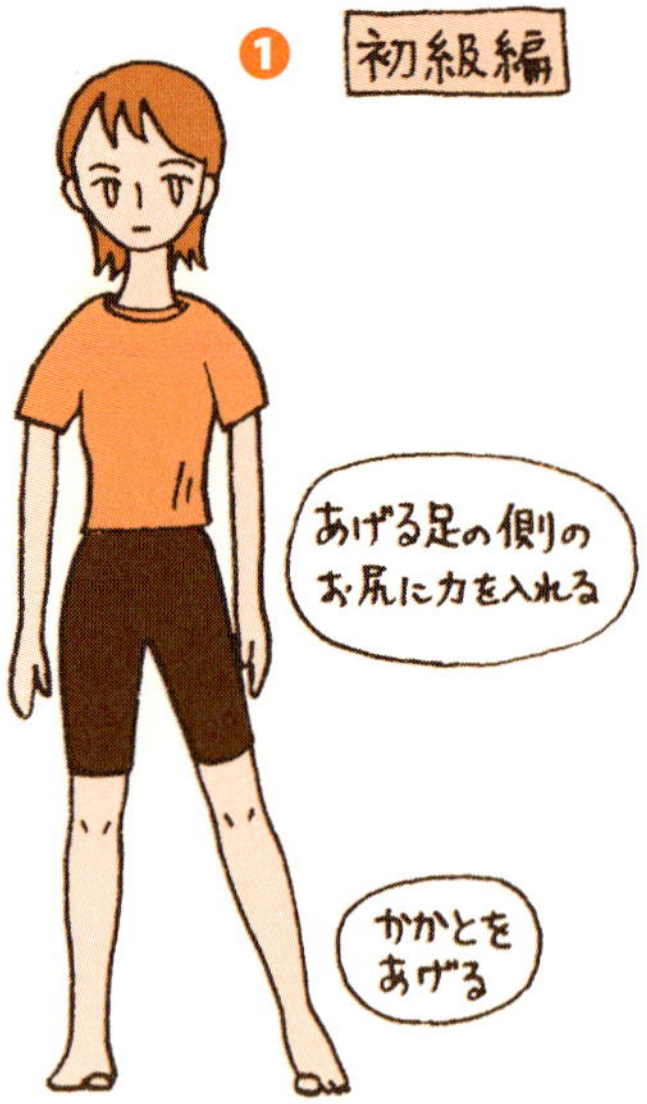

❶
初級編
あげる足の側のお尻に力を入れる
かかとをあげる

① 背筋をのばし、片方の足のかかとを上げ、呼吸を止める。つま先は両足とも正面に向ける。

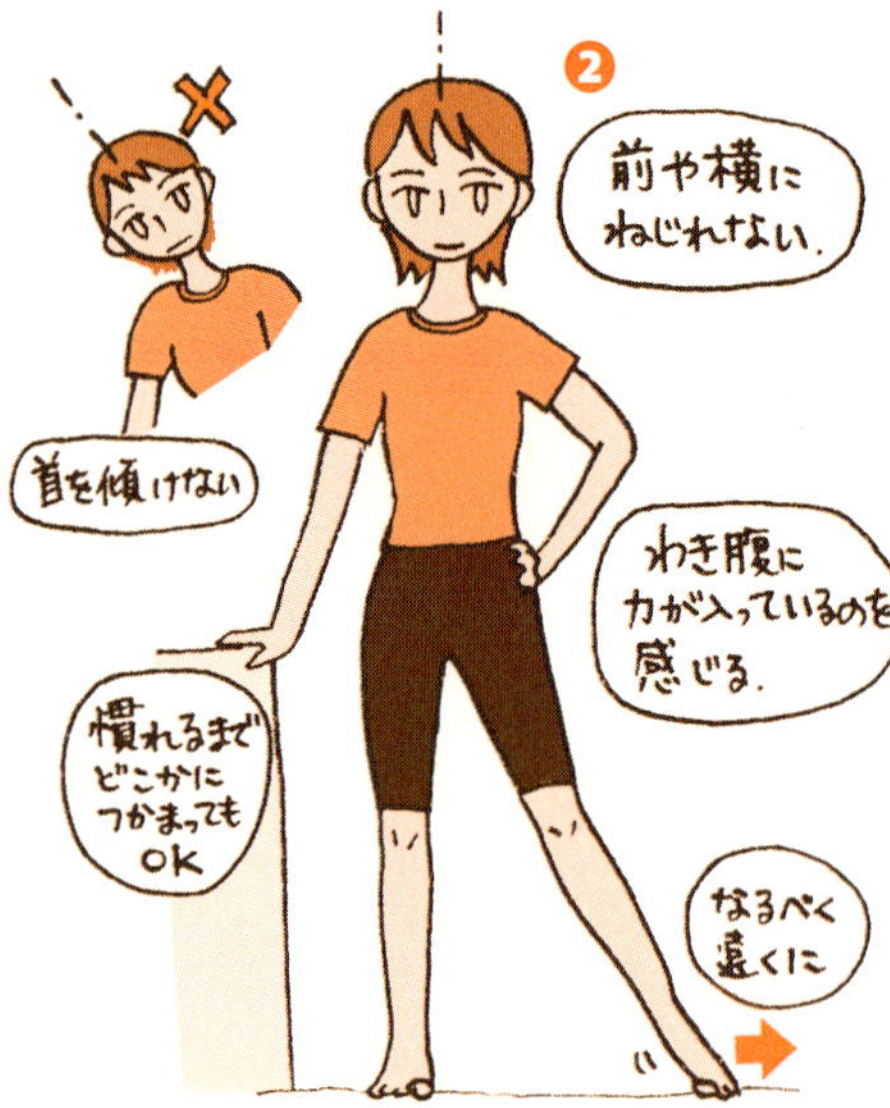

❷
前や横にねじれない。
首を傾けない
わき腹に力が入っているのを感じる。
慣れるまでどこかにつかまってもOK
なるべく遠くに

②かかとを上げたまま、足を外側へできるだけのばしたまま、10 秒静止。
①，②を左右交互に 5 回ずつ行なう。

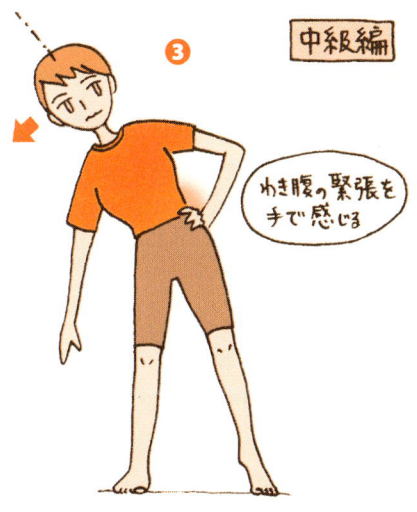

③ つま先をのばしている方と反対側に、
上半身をできるだけ傾け、10 秒保つ。

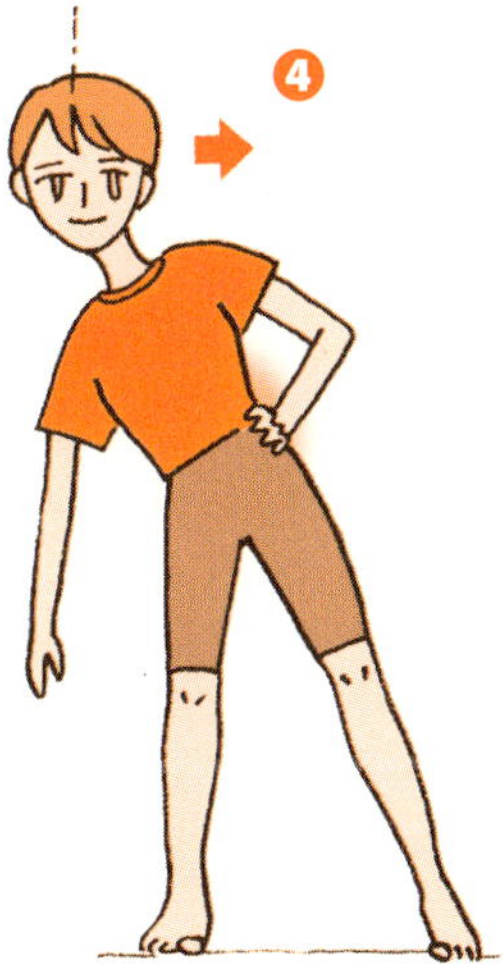

④ 頭を地面に垂直に立て直し、10 秒保つ。
③，④を左右 5 回ずつ行なう。

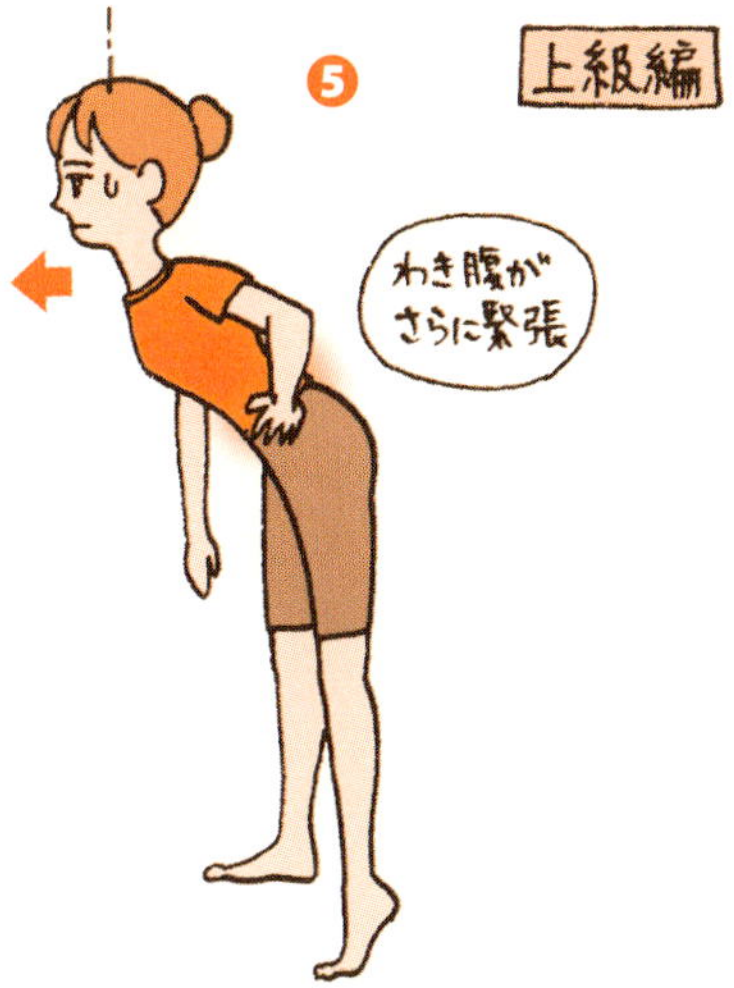

⑤ ④の状態から、できるだけ上半身を前に
傾ける。頭は地面に垂直に立てる。息を
止めて 10 秒保つ。

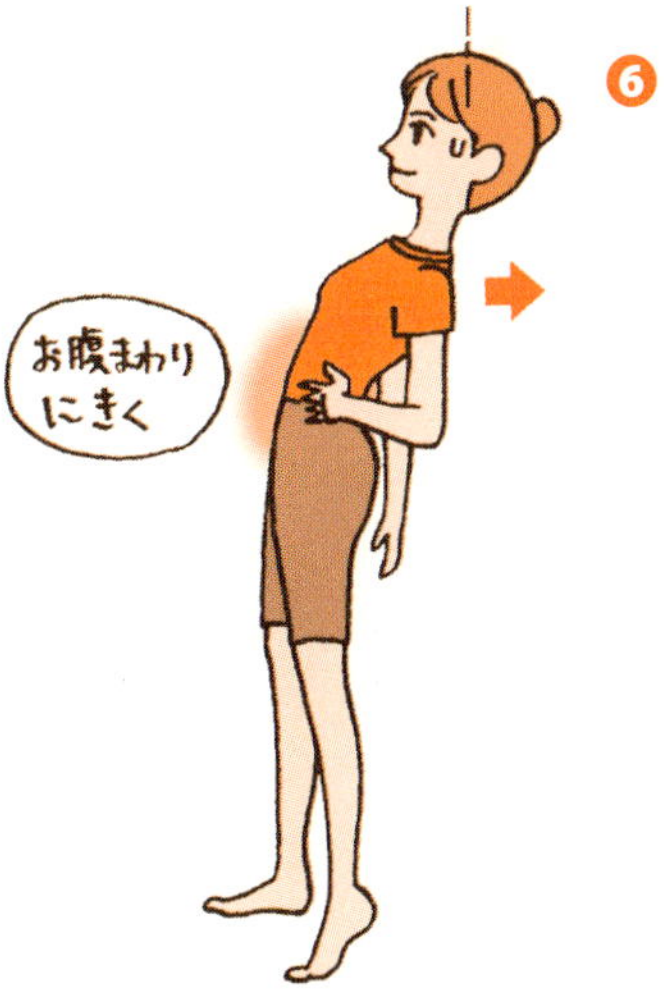

⑥ できるだけ上半身を後に傾ける。頭は
地面に垂直に。息を止めて 10 秒保つ。
⑤，⑥を左右 5 回ずつ行なう。

平衡感覚を鍛えて身体のバランスを取り戻そう！

平衡感覚を強化するリハビリテーション

平衡感覚は、内耳（三半規管、耳石器）からの情報と、目からの情報、体性感覚の情報を脳で統合することで保たれています。

平衡感覚を強化することで、機能の低下を防ぐことができますから、毎日、気分のよいときに1～2回を目安に続けてください。

ただし、途中で気分が悪くなったときには、無理をせずにすぐに中止してください。

①目の動きを安定させるリハビリ

●大判のカレンダー程度の紙に書いた目印を、首を動かさず、交互に30回ずつ見る。

●首を動かさず、片手をまっすぐ前に出し、自分の手の先を目で追う。同様に上下の動きも行なうが、手の角度は30度くらいにする。

②頭の位置での不快感に慣れるリハビリ

●目を開けたまま、頭を左右、上下に30回ずつ振る。

③目の動きや身体のバランスを保つ運動

●寝る、起きるを交互に10回行なう。

④目を閉じた状態でのバランスを保つ練習

●目を閉じて、足を広げて30秒間直立する。

●目を閉じて、足を閉じて30秒間直立する。

●目を閉じて、両手を前に出し、その場で50歩足踏みをする。

⑤動いているときのバランスを保つ練習

●目を開けて、まっすぐ10m歩く。

●目を閉じて、まっすぐ10m歩く。

目の動きを安定させるリハビリ

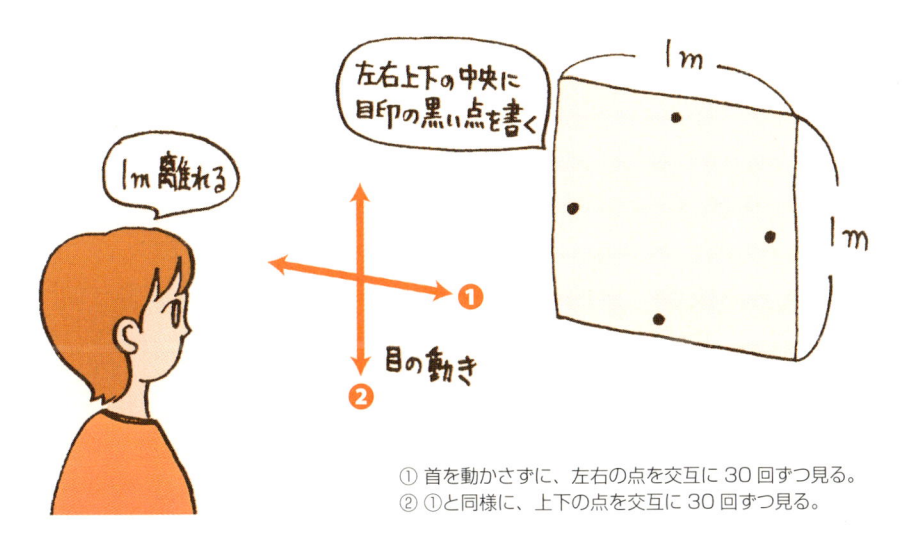

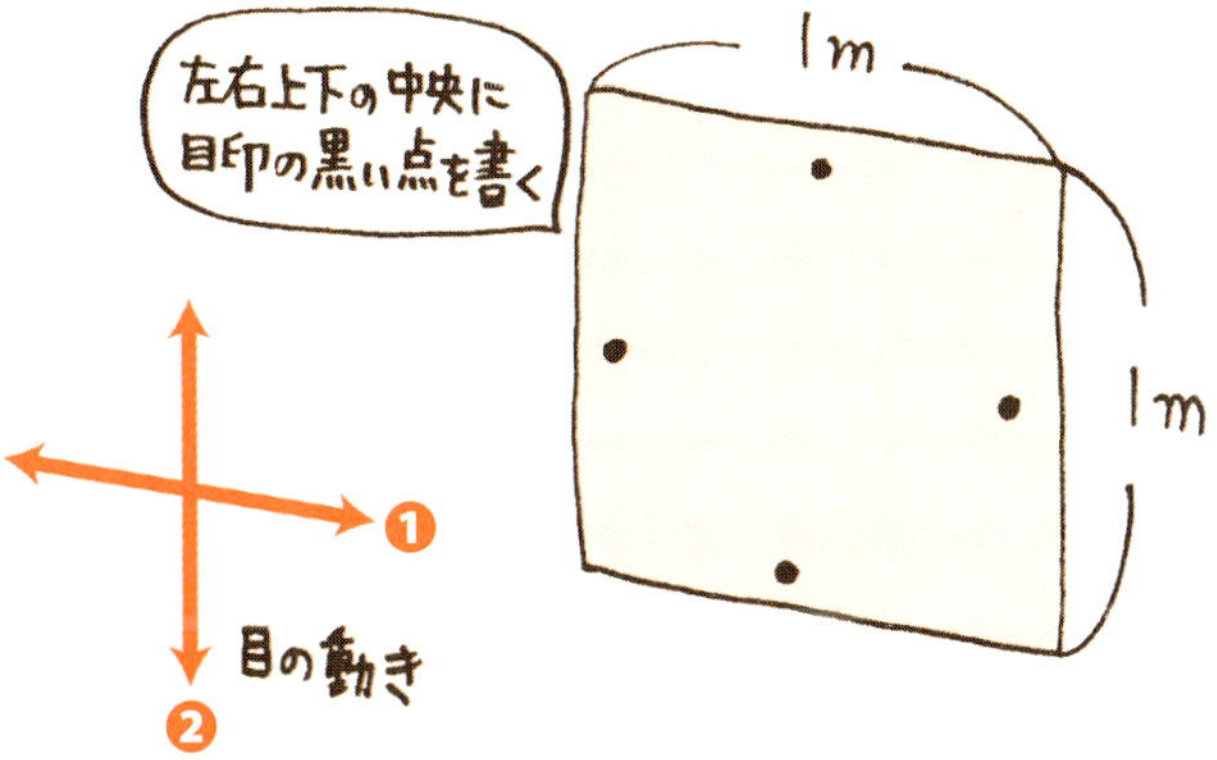

① 首を動かさずに、左右の点を交互に 30 回ずつ見る。
② ①と同様に、上下の点を交互に 30 回ずつ見る。

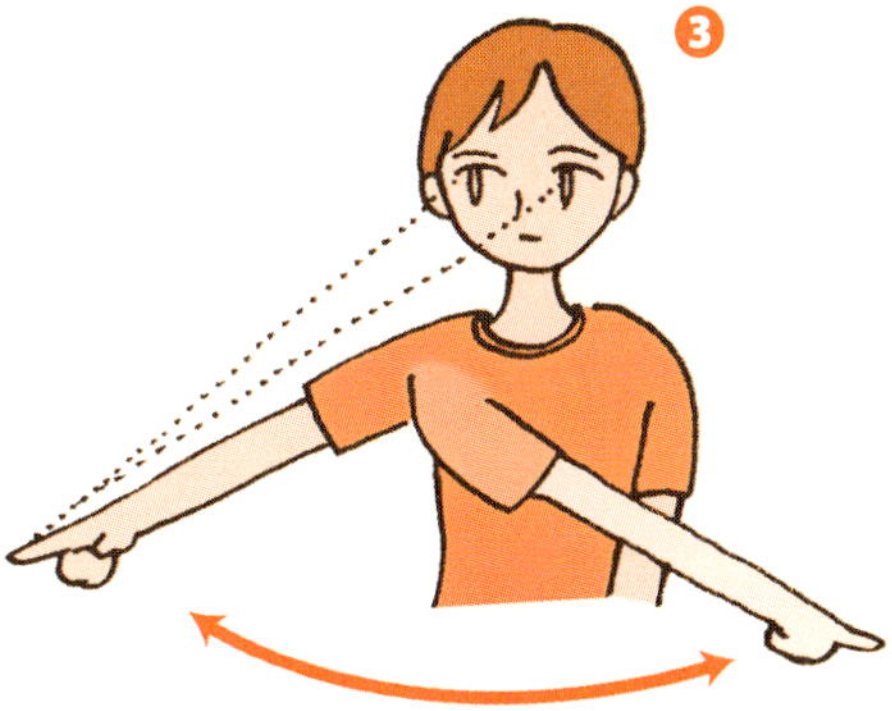

③ 首を動かさずに、片手をまっすぐ前に出して左右に動かし、自分の手を目で追う。交互に 30 回行なう。

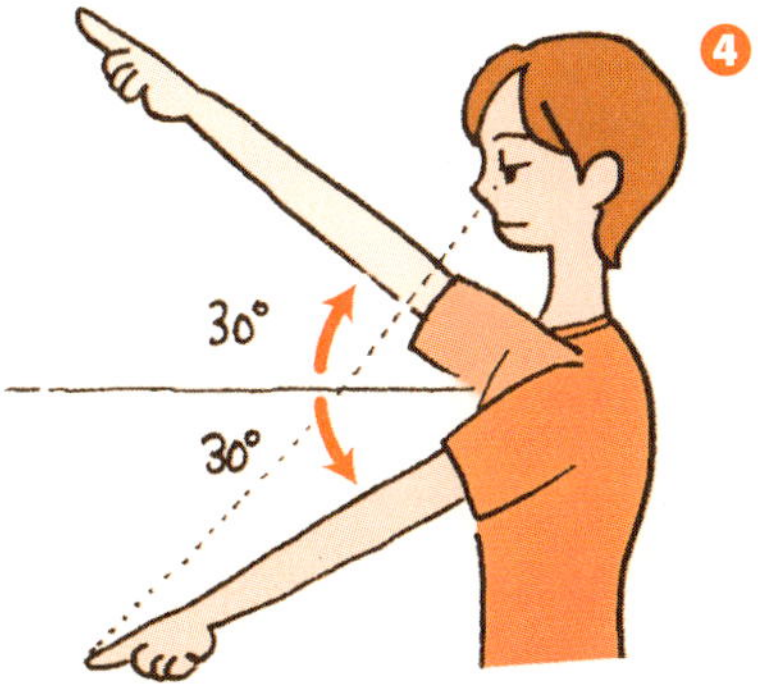

④ ③と同様に上下の手の動きを目で追う。手の角度は上下各 30 度くらい。交互に 30 回ずつ行なう。

頭の位置での不快感に慣れるリハビリ

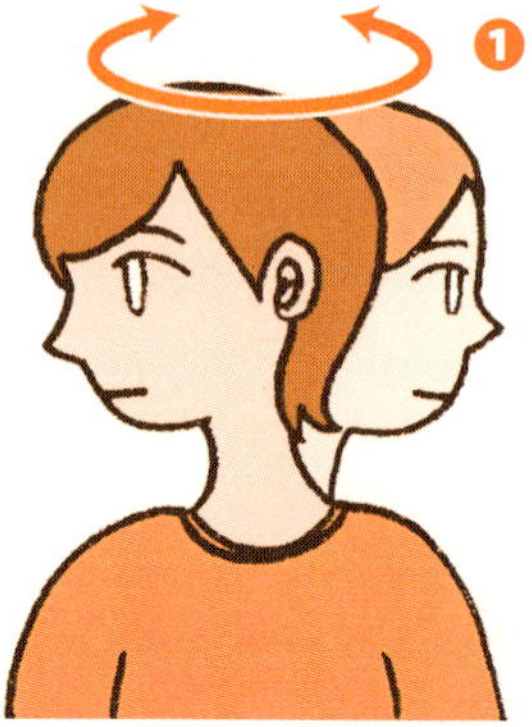

① 目を開けたまま首を左右に動かす。
交互に 30 回ずつ行なう。

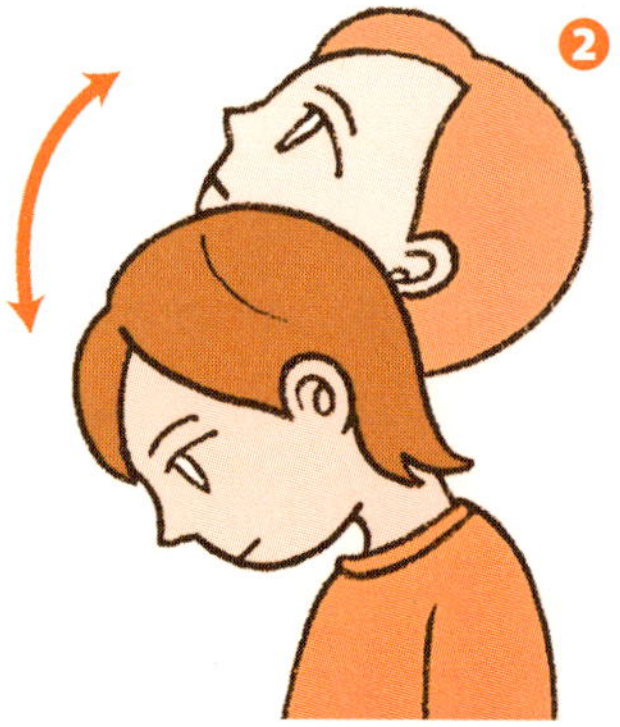

② 目を開けたまま首を上下に動かす。
交互に 30 回ずつ行なう。

目の動きや身体のバランスを保つ運動

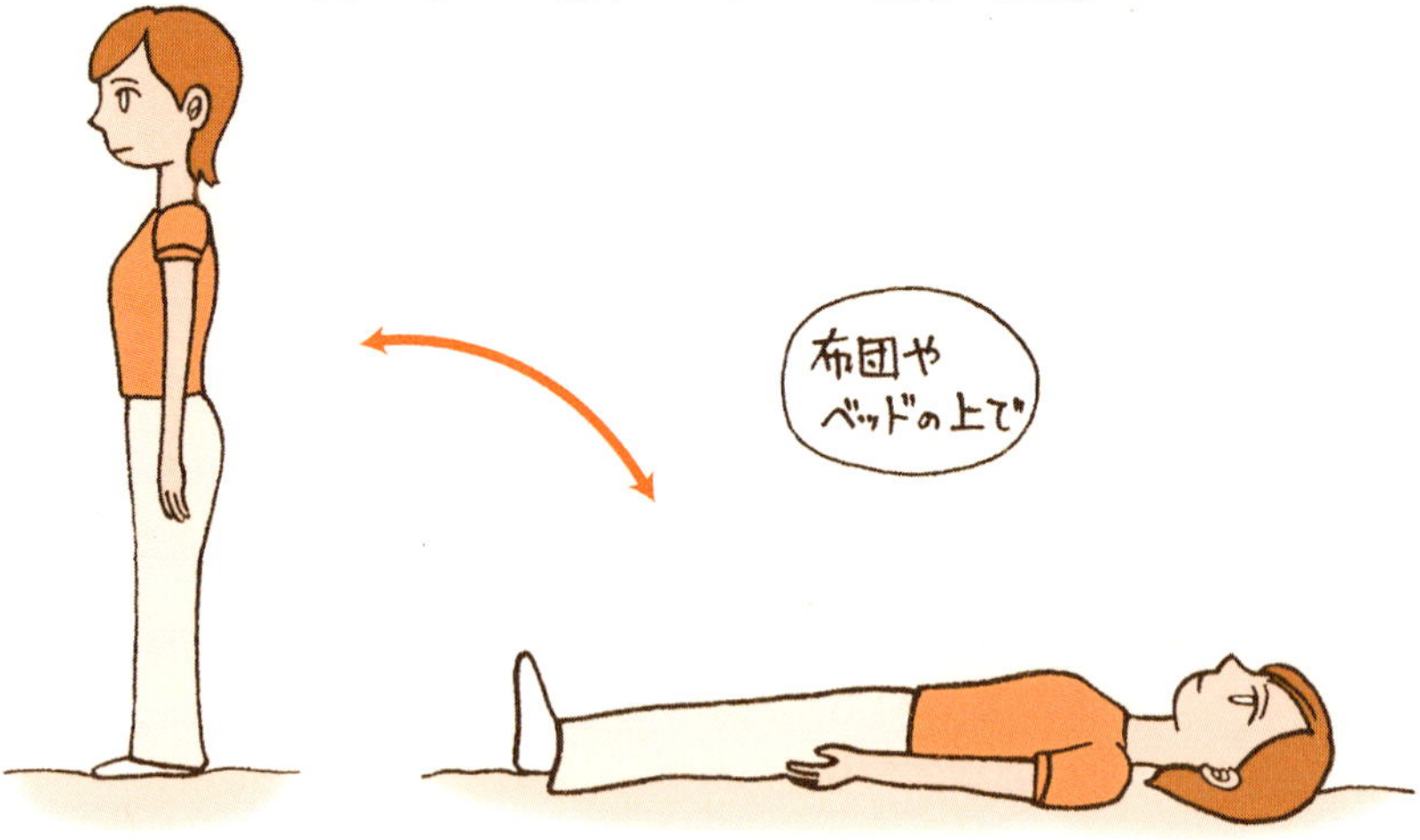

寝る、起きるの動作を交互に 10 回ずつ行なう。
布団やベッドの上で、無理のない状態でやること。
はじめのうちは膝を軽く曲げるとやりやすい。

目を閉じた状態でのバランスを保つ練習

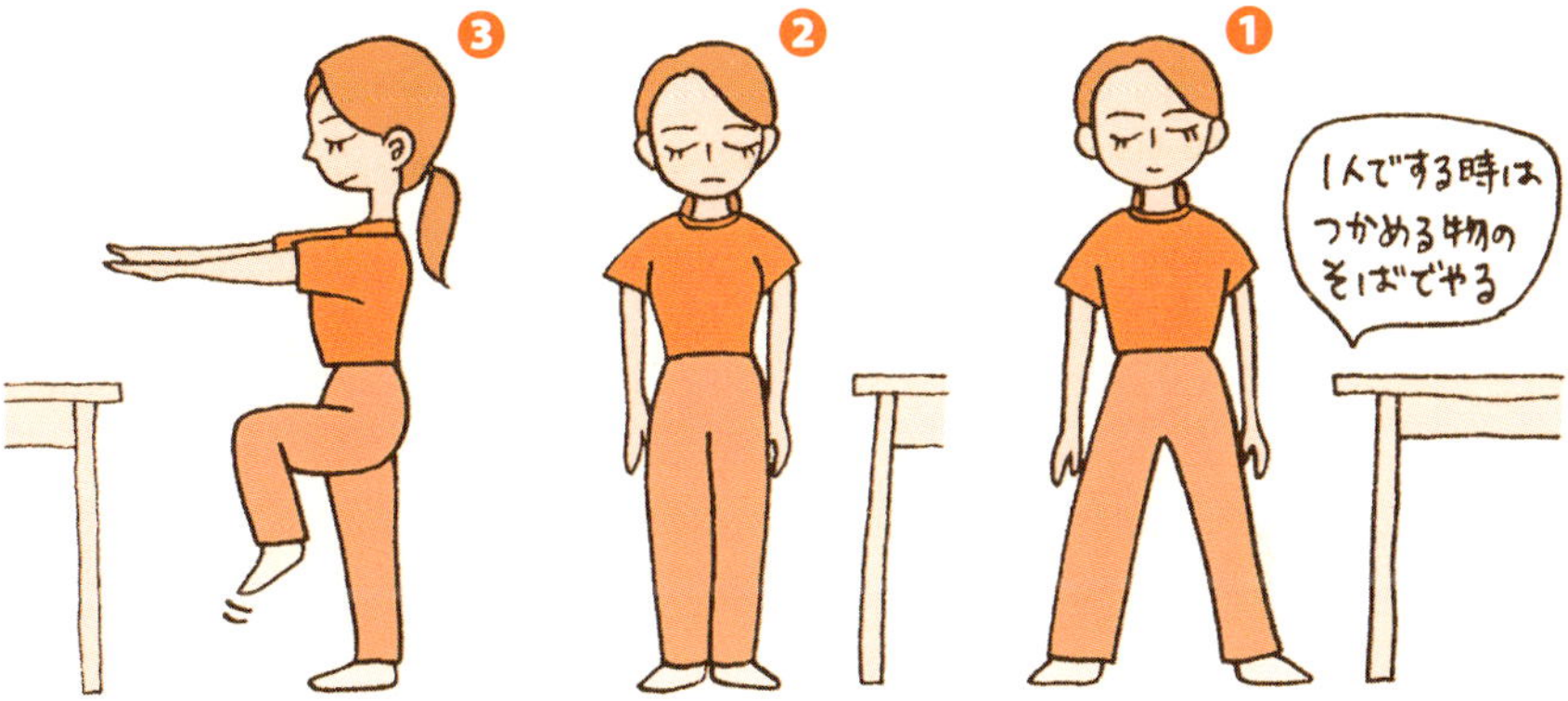

③ 目を閉じて、両手を前に出し、その場で 50 歩足踏みする。

② 目を閉じて、足を閉じ 30 秒保つ。

① 目を閉じて、足を広げ 30 秒保つ。

※ 転びそうになったらすぐに目を開けてください。

動いているときのバランスを保つ練習

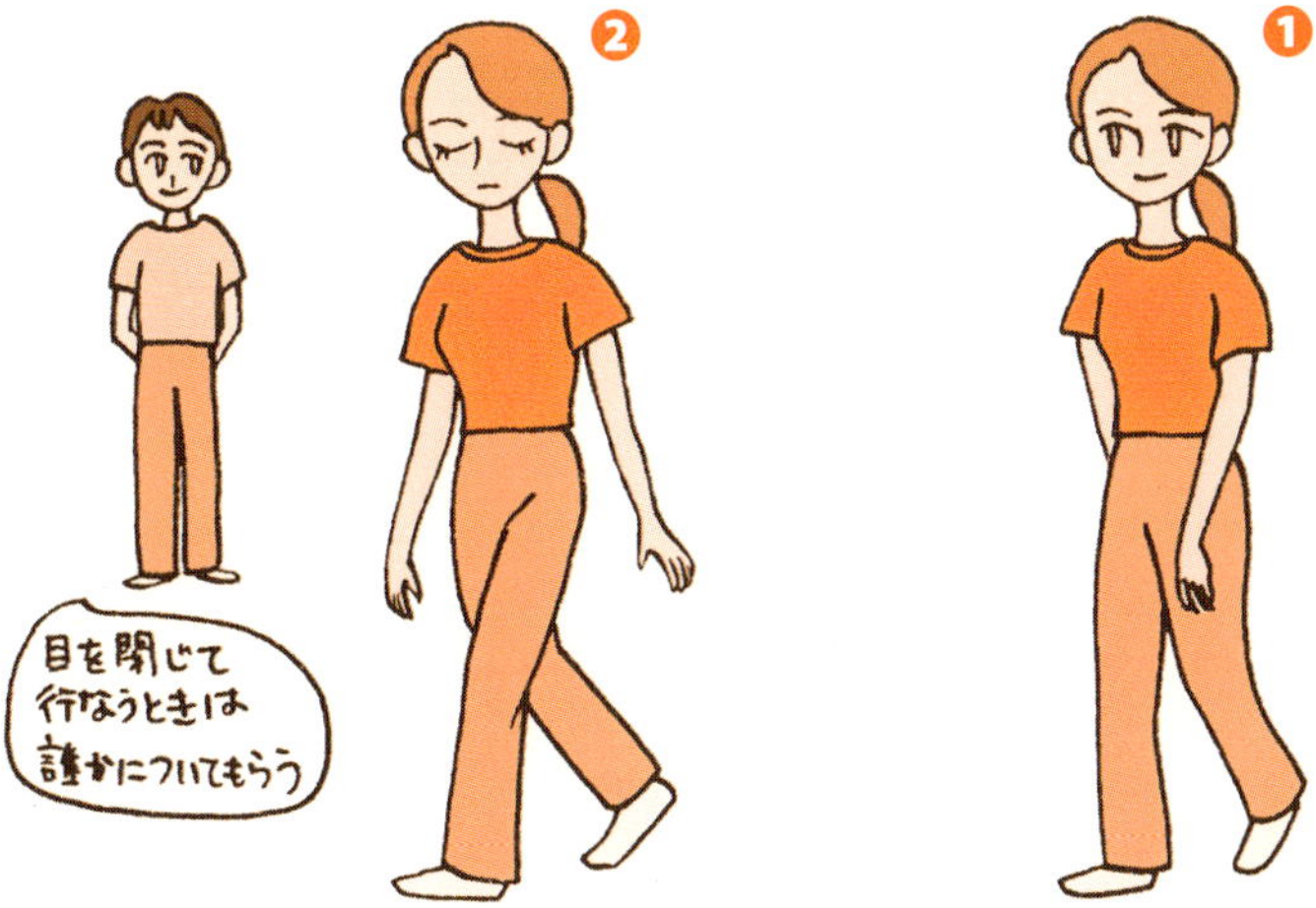
2
1
目を閉じて
行なうときは
誰かについてもらう

② 目を閉じて、まっすぐ 10 m歩く。

① 目を開けて、まっすぐ 10 m歩く。

汗をかく運動で気分を爽快にして、めまいを解消！

ウォーキングや水泳を生活のなかに取り入れて

めまい症状のひどいときには、歩くことも不安でしょうが、症状がおさまったら、軽く身体を動かすようにします。家のなかにばかりいては気分転換はできません。少し汗をかくくらいの運動がいちばんいいのですが、手軽にできるのはやはりウォーキングでしょう。

気分転換のためなら、景色を楽しむようなゆったりした歩き方でかまいません。ただ、めまい治療のためにはいつもより少し速めの速度で、汗をかくくらいの運動が必要です。最低20分以上のウォーキングを目標に、その日の体調や気分に合わせて選択してください。

全身運動としておすすめしたい運動のひとつに、水泳もあります。競泳のように速く泳ぐ必要はありません。1日に10分でも20分でも、全身の筋肉がのびのびと使われていることを感じながら楽しんでください。

ウォーターウォーキングもいい運動になりますが、これは水泳と違って自己流で行なうのではなく、指導を受けることが必要です。

スポーツクラブなどで指導員から基礎を教えてもらってから続けるようにしましょう。

ある動物実験で、めまいを起こさせた動物を走らせたり、泳がせたりすると、何もしなかった動物よりも早くめまいの症状が取れたという報告があります。運動がいかにめまいに効果的かを示すデータです。

生活のなかに「プチ・ハピネス」を発見しよう

ゆとりのある時間をつくって小さな喜びを見つける

ストレスを抱えこんだ人にとって大切なことは、まず「ストレスがある」と気づくことです。そして、思いきって気分転換をはかることです。

とくに、Ａ型タイプ（１２１ページ）の人は、責任感が強く、気を紛らわすことは苦手かもしれませんが、自分が心地よいと思うことを生活のなかに取り入れるようにしてみましょう。

仕事も含めて、いまの生活がストレスを作りだし、その結果、身体に変調が現われるのですから、生活習慣を見直してみて、自分なりの「ゆとり」をもつ時間をつくることをおすすめします。

それは、特別に計画を立てて行なうようなことでなくてもかまいません。

たとえば、天気のいい日には休日にかぎらず、昼休みでも、少し外を歩いてみるのです。何も考えないで歩いていると、ふと道端の小さな草花に心がなごむこともあります。空を見上げれば、雲がいろいろな形に変わって楽しませてくれます。夜空を見て、星座を見つけるような時間も安らぐものです。それらはみんな、子供のころに体験した小さな発見に似ているかもしれません。

また、学生時代にスポーツをしていた人なら、もう一度、おなじスポーツを楽しんでみるということもあるでしょう。

花の好きな人なら、アレンジフラワーの教室に通ってみるのもいいでしょうし、アロマテラピーに興味のある人なら、部屋の香りを楽しんだり、お風呂の時間に好きな香りでゆったりするという方法もあります。

疲れたからといって、一日ゴロ寝をしていても疲労感がとれないという経験をした人は少なくないと思います。

心をリフレッシュさせるコツは、普段とは違う非日常の時間をつくることです。それが、登山でも、ドライブでも、ショッピングでも、美術館巡りでもかまいません。

そのように日常と少しだけ異なる場所に身を置いて、小さな幸せ、小さな喜びを見いだすことがストレス解消には何よりの力になります。

私はそれを生活のなかの「プチ・ハピネス」と呼びます。

一度に生活習慣を変えてしまうような急激な変化でなくてもいいのです。

「生活を変える何かをしよう」と頑張って計画を立てること自体が義務感となって負担に感じるようになることもありますから、無理をする必要はまったくありません。本当にささやかな喜びを、ご自分で探してみましょう。かならず見つかるはずです。

食後のアイスクリームでさえも、プチ・ハピネスになります。

めまい症状の続く人は、当然「早くなんとか治したい」と思うでしょうが、そのことばかり意識していると、逆に症状が強く出てしまうこともあるのです。

気持ちを切り替えて、気軽に生活してみる

ストレスが蓄積されてくると、さまざまなことが四六時中気にかかって、気持ちの休まる暇がありません。悩み事や心配事は簡単には解決されないでしょうから、身体にも変調

Petit Happiness
プチ・ハピネス

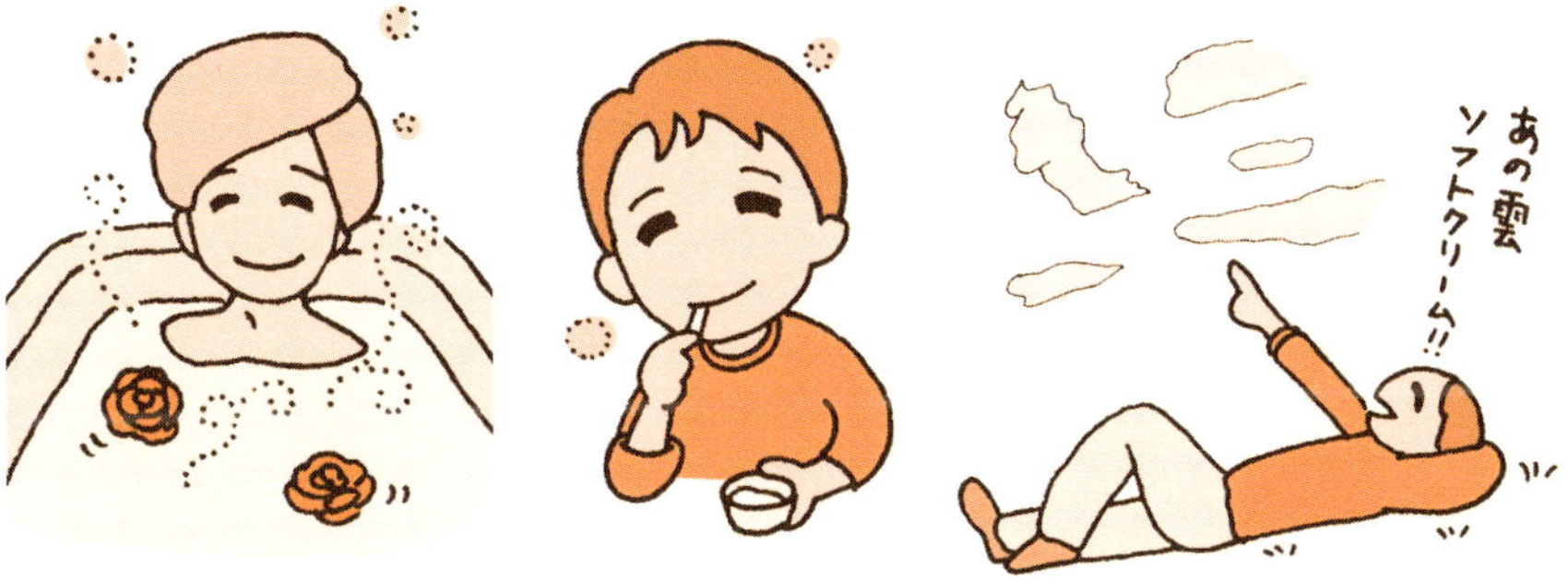

いい香りで入浴　　食後のアイスクリーム

をきたしてしまうでしょう。そんなとき「気持ちを切り替えて」といわれても、なかなかスムーズにはいかないと思いますが、そんなときこそ、思いきって他のことをするのが大切なのです。

今日じゅうにしなければならないと思った仕事も、それが頭から離れなくて気が重くなるようなら、「明日でもいいか」と開き直ってしまうことも必要です。

「明日、考えよう」というのは、映画『風と共に去りぬ』のヒロイン・スカーレットの口癖ですが、肩の力を抜いて「明日、考えればいい」と気軽に生活してみると、そんなに頑張りすぎなくても大丈夫ということに気がつくでしょう。

「こうしなければならない」「完全でなければならない」といった自分を駆り立てるような考え方、行動パターンを少しだけ改めてみることが重要なのです。

「めまいは健康のバロメーター。めまいが起こるのは心と身体が疲れすぎたのだから、少し休んで、「元気になったらまた頑張ろう」というふうに考え方を変えてみれば、めまいとも上手につきあっていくことができるかもしれません。

第5章

あなたの疑問・悩みにお答えします

Q1 めまいが何度か起こり、治療をして治ったように思ったのですが、また繰り返すようになりました。めまいは再発するのでしょうか?

治療後に再発するかどうかは、病気の種類によって違います。

再発しやすいものの代表例は「メニエール病」です。「良性発作性頭位めまい症」も再発することがあります。

一方、再発しないものの典型的な例は「前庭神経炎」ですが、人によっては身体を動かした瞬間、わずかなフラツキが出たり、小刻みな揺れをともなうようなめまい感が出ることはあります。

再発するめまいは、治療が終わり、おさまっていても、寝不足やストレスがきっかけとなって、何カ月、何年かあとに出ることはありえます。

Q2 下を見ると、めまいの起こることが多いのですが、原因は何でしょうか?

このような症状には、ふたつの原因が考えられます。

まず、頻度としていちばん多いのは「良性発作性頭位めまい症」です。

めまいを起こさせる頭の位置があって、その状態になると、発作が起こるというのが、この病気の特徴です。

たとえば、寝ていて起き上がったときや、逆に起きた状態から横になったとき、あるいは下を向いたり、人によっては棚のものを見ようとしたり、靴のヒモを結ぼうと下を向いたり、下着やストッキングをはこうとしたりするときに起こります。

その他に頻度としては稀ですが、「頚性めまい」といって、頚椎症、俗にいう「むち打ち症」の人に「下を向いたとき、めまいが起

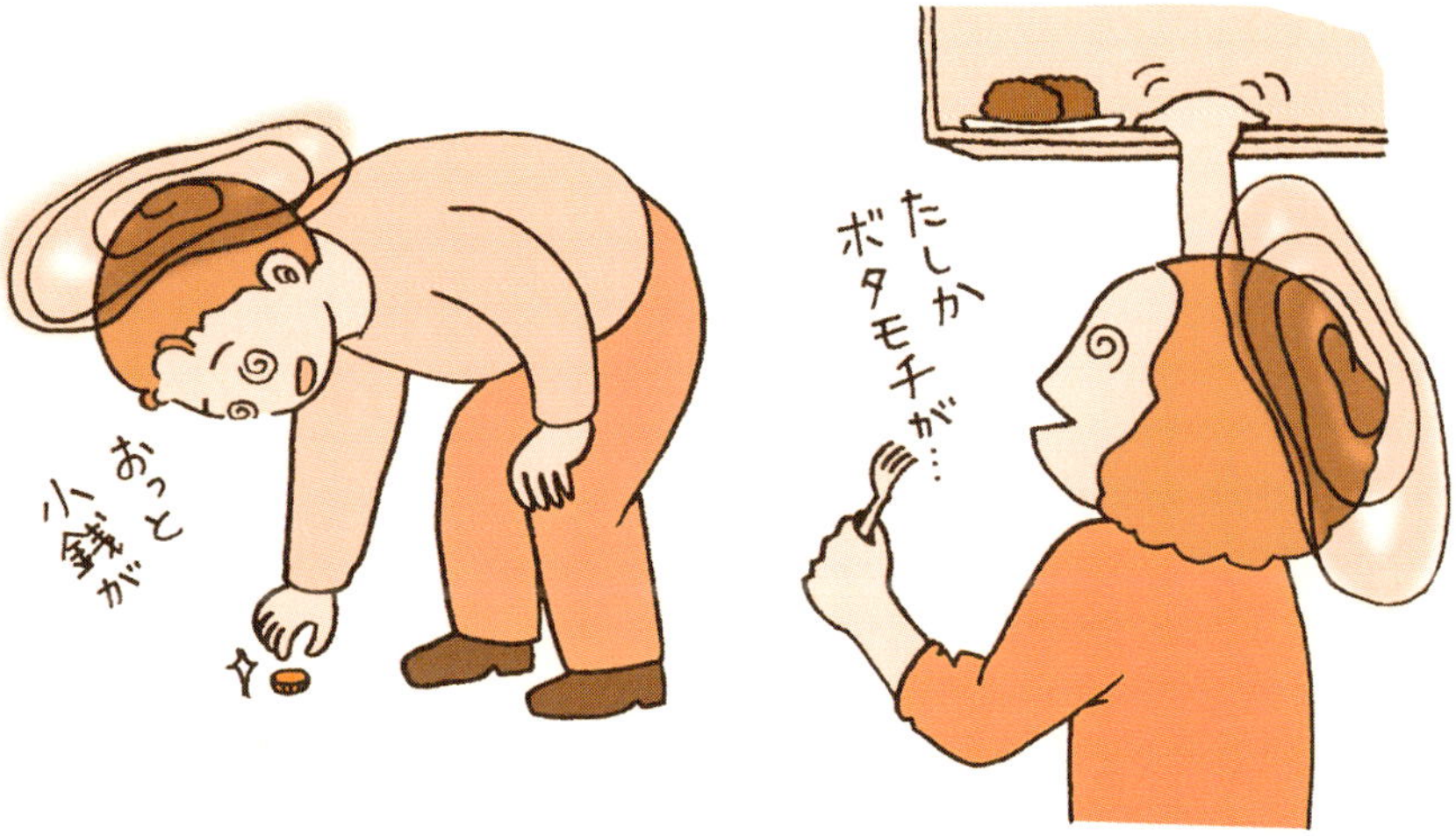

こる」というケースがあります。

Q３ 症状があるのに、病名がはっきりしないのはなぜですか？

繰り返しめまいを起こし、おなじような症状が続くのに、あらゆる検査をしても病名がはっきりしない。これが、めまいのやっかいなところです。

大学病院のめまい外来でも、三分の一から半数弱は原因が特定できない、病名がつけられないというのが現状です。そして、いわゆる「めまい症（眩暈症）」という漠然とした病名になってしまうのです。

Q４ 遺伝的な要素はあるのでしょうか？

きわめて稀《まれ》にあります。

最近わかってきたことでは、ミトコンドリ

ＡＤＮＡ遺伝子の塩基配列の異常で内耳に異常が起こり、高度難聴をメインにめまいが起こる症例が見つかっています。これは母系遺伝で、日本全国で何百家系というほど、稀な疾患です。

また、この疾患のなかには、ストレプトマイシンを使用すると同時に難聴になるという特徴をもっています。

ですから、ご自分の家系にストレプトマイシンによる難聴、母系遺伝の難聴があるという人は、遺伝子の解析をすることで、アミノ配糖体の投与による難聴の発生予防をすることはできます。

Q5 耳鳴り、難聴などはなく、めまいだけがときどき起こるので病院に行って検査をしましたが、「異常なし」といわれるのです。考えられる原因は？

これも、めまい症です。

繰り返しめまい発作が起こるが、難聴、耳鳴りはなく、ＭＲＩ、ＣＴをとっても異常がないといった場合は、「前庭型メニエール」の疑いがあります。

そして、前庭型メニエールの約10％くらいが難聴をともなうメニエールに移行する可能性をもっています。さらに、難聴をともなって繰り返しめまいを起こすようになると、メニエール病確定になります。

Q6 「メニエール病は不治の病」といわれましたが、本当に治らないのでしょうか？

「メニエール病は不治の病」と思いこんでいる人、また、「一生の問題ですよ」といった説明をする医師もなかにはいるようですが、メニエール病は決して治らない病気ではありません。

自分自身の問題ですから、抱えている問題

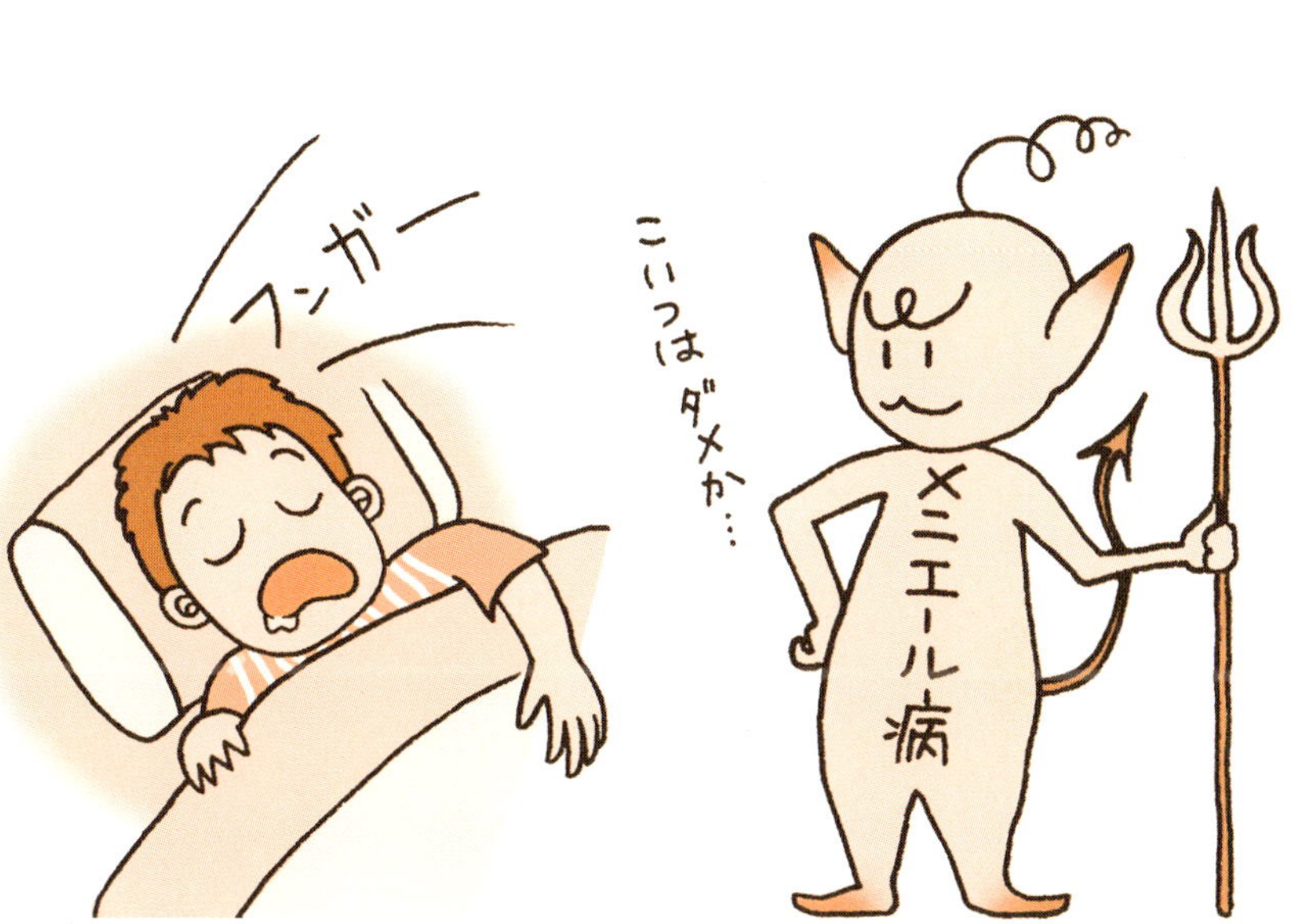

が解決すれば、メニエール病の発作は起こりません。

風邪も、体調が落ちて睡眠不足が続いたりするとひきやすくなるのとおなじように、体調が悪い、寝不足が続く、ストレスが排除できないといったことが引きがねになってメニエール病の発作が起こるのです。体調がよくなったり、抱えこんだストレスがなくなったり、不安が除去されたり、寝不足が解消されたりすることによって、メニエール病も起こらなくなります。

一生抱えて、不安に思いながら過ごさなければならないのではないか、といった考え方自体が問題です。

不治の病だなどと考えてはいけません。

Q7 寝返りをうつと強烈なめまいに襲われるのですが？

このような発作が数秒から数十秒でおさま

るときは、「良性発作性頭位めまい症」の可能性がいちばん高いでしょう。

メニエール病や前庭神経炎の発作期にも寝返りをうったときにめまいを起こしますが、良性発作性頭位めまい症とはめまいの持続時間によって区別できます。良性発作性頭位めまい症の場合は、めまいの時間がきわめて短い時間でおさまります。めまい感は数秒から数十秒で、長くても2分以内です。

Q8 突発性難聴とは、どのようなものですか？

何の兆候もなく、ある朝目が覚めたら、あるいは仕事の最中に突然に片方の耳だけ、聴力が低下したという「突発性難聴」は非常に多い病気です。

難聴の程度は人によってまちまちで、耳が詰まったような感じを抱く人から、まったく聞こえなくなる人まであります。

原因としては、ウイルス感染説、循環障害説などもありますが、現在でもその特定には至っていません。

年齢的には30代、40代、50代といった、いわゆる働き盛りの人に多く見られます。

この病気に対処するには、とにかく早期発見・早期治療が大切です。発症してから２週間以内に治療を開始すれば、80％以上の人が聴力を上げることができますが、２週間以上放置してしまうと、治療の効果は非常に悪くなります。

主な治療としてはステロイド剤の内服・点滴、あるいは循環をよくする薬を投与するといったことですが、とくに高度な難聴では安静も治療のひとつとなるので、入院が必要です。

また非常に稀ですが、聴神経に腫瘍ができて、突発性難聴のような症状を起こすケースもあるので、ＭＲＩ検査を行なうこともあります。

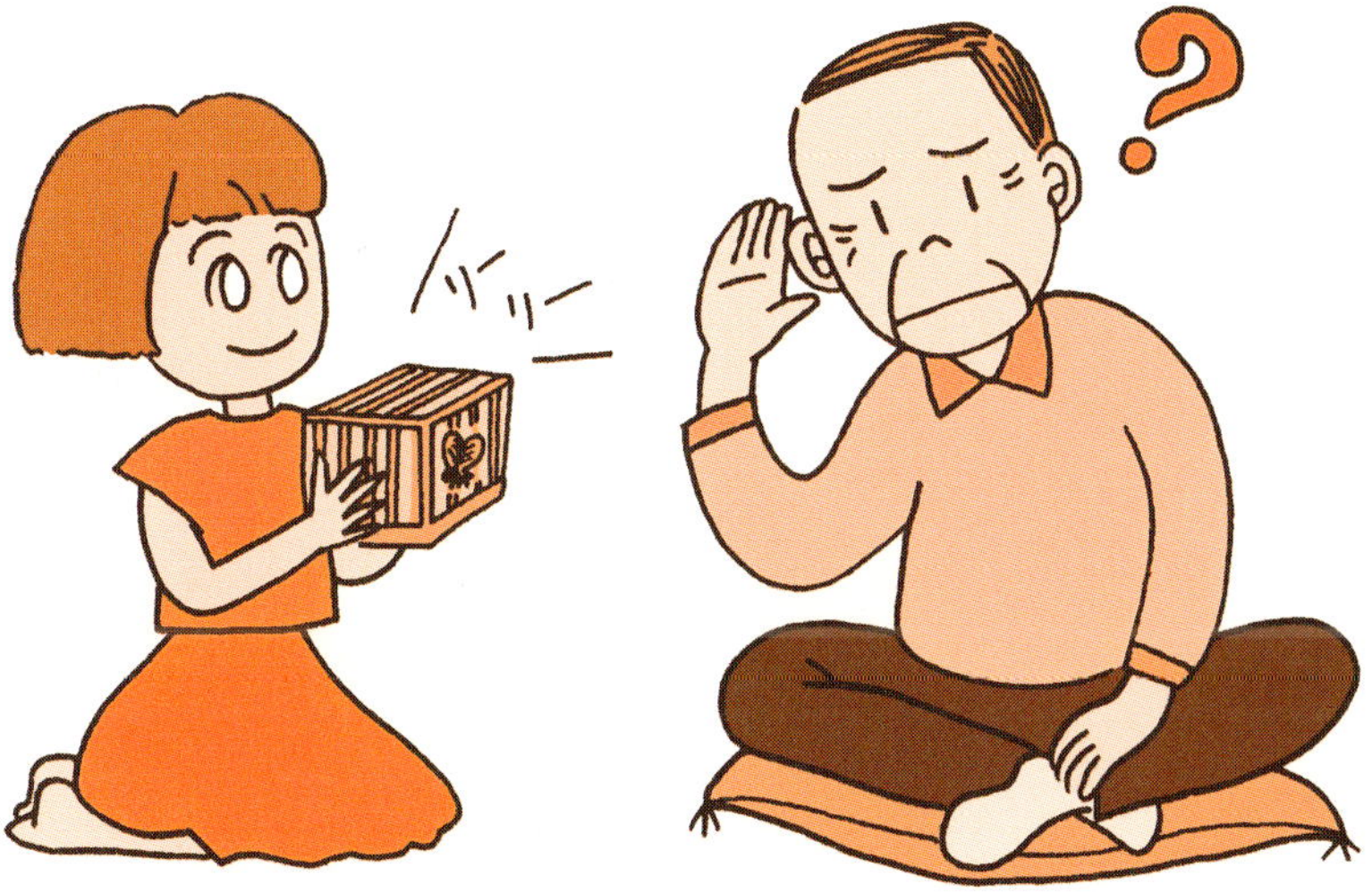

Q９ 身体がふらつき、耳鳴りがするのは高齢のせいでしょうか？

現在では高齢者といっても、ひとくくりにはできないほど、若々しく、生き生きと生活を送っている方が増えています。ひと昔前は60歳から高齢者といわれていましたが、最近では70～75歳からと考えられているようです。70歳を超えると、筋肉低下などの加齢現象により、多少、フラツキ感の出る人がいます。

ただ、年齢のせいばかりではないリスクファクター、たとえば、糖尿病、心臓病、高血圧症、高脂血症、動脈硬化などの既往症がある人は、それが原因でフラツキ感、めまいが起こることもありますので、そのときには早めに検査を受けるようにしたほうがいいでしょう。

聴覚の衰えや耳鳴りも個人差がありますが、50歳くらいから起こりはじめます。高音部が聞こえにくくなり、鈴虫やコオロギの鳴き声、女性の声が聞こえにくいと感じるようになったら、聴力検査を受けてください。

70歳代、80歳代になると、耳鳴りを自覚するようになる人も増えてきますが、これも加齢変化ですから、その変化を受け入れていくことがよいでしょう。

Q10 子供のころからめまいを繰り返し、検査をしても「自律神経失調症」としかいわれないが、本当に大きな病気はないのでしょうか?

小児のめまいは非常に稀で、この病院でも年に数件の例しかありませんが、内耳奇形、母系遺伝による高度難聴がないかのチェックをするとよいでしょう。

子供のころ内耳炎やおたふく風邪にかかったり、頭部外傷による側頭骨骨折などで片方の耳が聴こえなくなると、10年後、20年後にめまいが起こるケースもあります。子供にかぎらず大人でもまったく聞こえなくなってから10年、20年後にめまいが起こることもありますが、「遅発性内リンパ水腫」というもので、メニエール病の類縁疾患として考えられています。

これらの原因がない場合は、立ちくらみ、いわゆる脳貧血をめまいと誤解している人が多いようです。これは自律神経と非常に関係がありますから、自律神経失調症といわれることがよくあります。

対策としては、規則正しい生活を送る、睡眠を充分にとる、汗をかく運動を定期的にするといったことが重要になってきます。

冬から春、春から夏に移行する梅雨時、夏から秋へなど、季節が変わるときには身体も季節に対応してバージョンを変えようとしますから、とくに注意が必要です。

Q11 めまいの症状がおさまってから検査をしても有効でしょうか?

めまいの程度によります。めまいが激しく、嘔吐がおさまらないときには検査をすることはできません。そのような症状がおさまりしだい、検査を受けましょう。

1週間以内に検査を受ければ、何らかのデータを得ることができますが、人によっては数日で異常所見が消える人もいますので、できるだけ早く検査を受けることをおすすめします。早ければ早いほど、原因を突きとめやすくなります。

Q12 危険な状態にあるめまいは、どんなのものですか?

まず、普段と異なった激しい頭痛をともなった場合には、すぐに救急車を呼んで脳神経外科か神経内科に行く必要があります。

最も危険なめまいは、言葉が飛んで出てこない、手足がしびれる、手足の感覚が鈍る、ろれつがまわらない、顔が歪む、よだれが出る、また一瞬でも意識がなくなるといった症状をともなうもので、中枢神経に重大な問題が起こっている証拠ですから、一刻も早く病院に搬送してください。

また、持病を抱えている人も、すぐにかかりつけの内科を受診してください。糖尿病、動脈硬化、心臓病、高血圧症、高脂血症の人たちがこれに該当します。

Q13 めまいの特徴から原因は特定できるのでしょうか?

寝返りをうったとき、姿勢を変えたときなどに回転性のめまい発作が起こり、数秒から数十秒でおさまって、他にこれといった問題がない場合は「良性発作性頭位めまい症」である可能性が高いと思います。良性発作性頭位めまい症の原因は耳石だといわれています。

（詳しくは60ページ参照）

Q14 たびたびめまい発作が起こるのですが、アルコールを摂るのはいけないことでしょうか？

めまい発作が起きている最中やめまいを繰り返し起こしているときには、もちろん飲むことは無理ですし、飲んではいけません。

めまいがおさまっているときならば、多少のアルコールは飲んでも大丈夫でしょう。

ただし、アルコールの種類はかぎられていて、私の見るかぎりでは、ビール、焼酎よりも日本酒、ワインのほうが、めまい、耳鳴りを起こしやすいようです。

ワインと日本酒は醸造酒であるため、各種の細かな成分が入っていて、その一部がめまいを引き起こすのではないかともいわれています。

学術的な裏づけはありませんが、先だっても、ぐあいがよくなって快気祝いだとワインで乾杯をして、ふたたびめまい発作を起こした人が来院しました。油断は禁物です。

さらにアルコールのおつまみには塩分の多いものがありますので、とくにメニエール病の人は気をつけてください。

いずれにしろ、飲酒によって体内に出現するアセトアルデヒドというアルコール分解産物が神経に悪さをするので、過度の飲酒は控えましょう。

Q15 めまいに有効なサプリメントはあるのでしょうか？

めまいや耳鳴りに効果があるのは、ビタミンB、C、E系統です。とくにビタミンC、Eには活性酸素を抑え、B12は神経の代謝を促す作用があるので、めまいの治療薬として

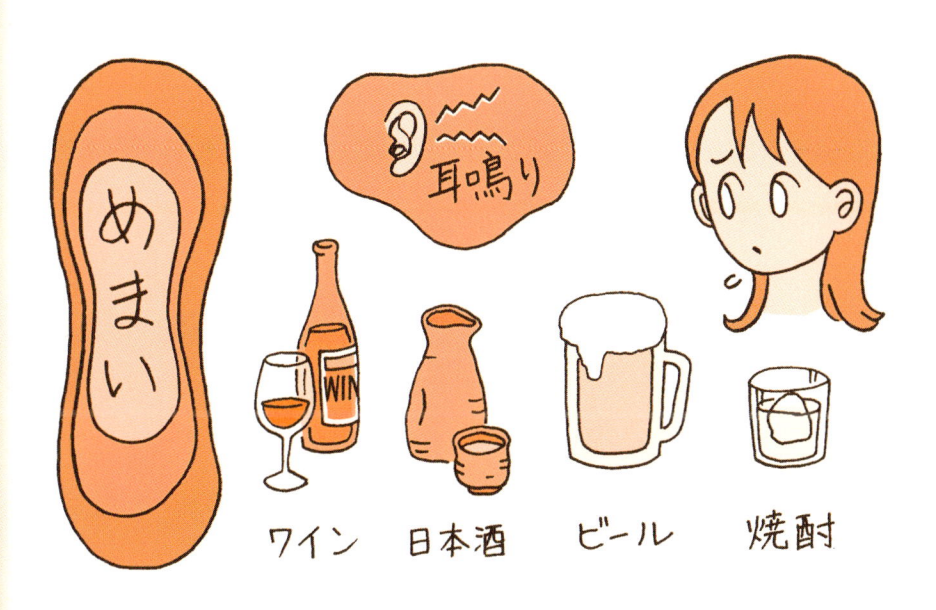

よく使用されます。

また、コエンザイムＱ10も、いま注目を集めているサプリメントのひとつです。医学的なエビデンスは不明確ですが、実際、私のところに来られる患者さんのなかにもコエンザイムＱ10を飲んで、めまい症状が改善したという人もいます。

Q16 低血圧で肩こりがひどいのですが、めまいと関係がありますか？

低血圧で起こるめまいには「起立性低血圧症（あるいは起立性調節障害）」というものがあります。俗にいう「立ちくらみ」です。背景に自律神経の失調がありますから、疲れやすい、肩がこるなどの訴えをともなうケースが多いようです。

本来の耳や脳からくるめまいとは別のものです。

特徴としては、思春期から20代にかけての若い女性に多く見られます。

自律神経失調症と起立性低血圧症の関係は、鶏と卵のようにどちらが先に原因を作ったのか、はっきりわかりません。

これを断ち切るためには、筋肉内の血液量を増すと血圧が安定するということがわかっています。ですから、定期的に汗をかく運動が治療になります。

それでも血圧が安定しないときには、血圧を上げる薬もありますので、内科医と相談されるのがよいでしょう。

肩こりについては、後頭部のこりがとれないという人が多いのですが、内耳にある耳石器の神経が多数、頭を支える首や肩の筋肉にいっていることが最近わかってきました。このため、内耳のぐあいが悪くなってくると、首、肩のこりが起こってくるのです。そのような場合には上半身のストレッチ（１３０ページ参照）を行ないます。

Q17 夜、寝つきが悪く、睡眠も浅くて何度も起きてしまうのですが、不眠とめまいは関係がありますか?

あります。

とくに「メニエール病」は明らかに関連があります。問題は睡眠の時間ではなく、睡眠の質です。

睡眠の質が悪くなると、めまいの発作を起こすことが多くなります。メニエール病の発作が頻繁に起きるようなときは、睡眠の質が悪くなっていることが多々ありますので、睡眠導入剤を使用することを私はおすすめしています。

睡眠導入剤にはいろいろな種類がありますが、私は超短時間型（ウルトラショート）の睡眠導入剤の内服をおすすめしています。これは3、4時間をピークに身体から消えていきます。

デメリットとして転倒事故に結びつくこと

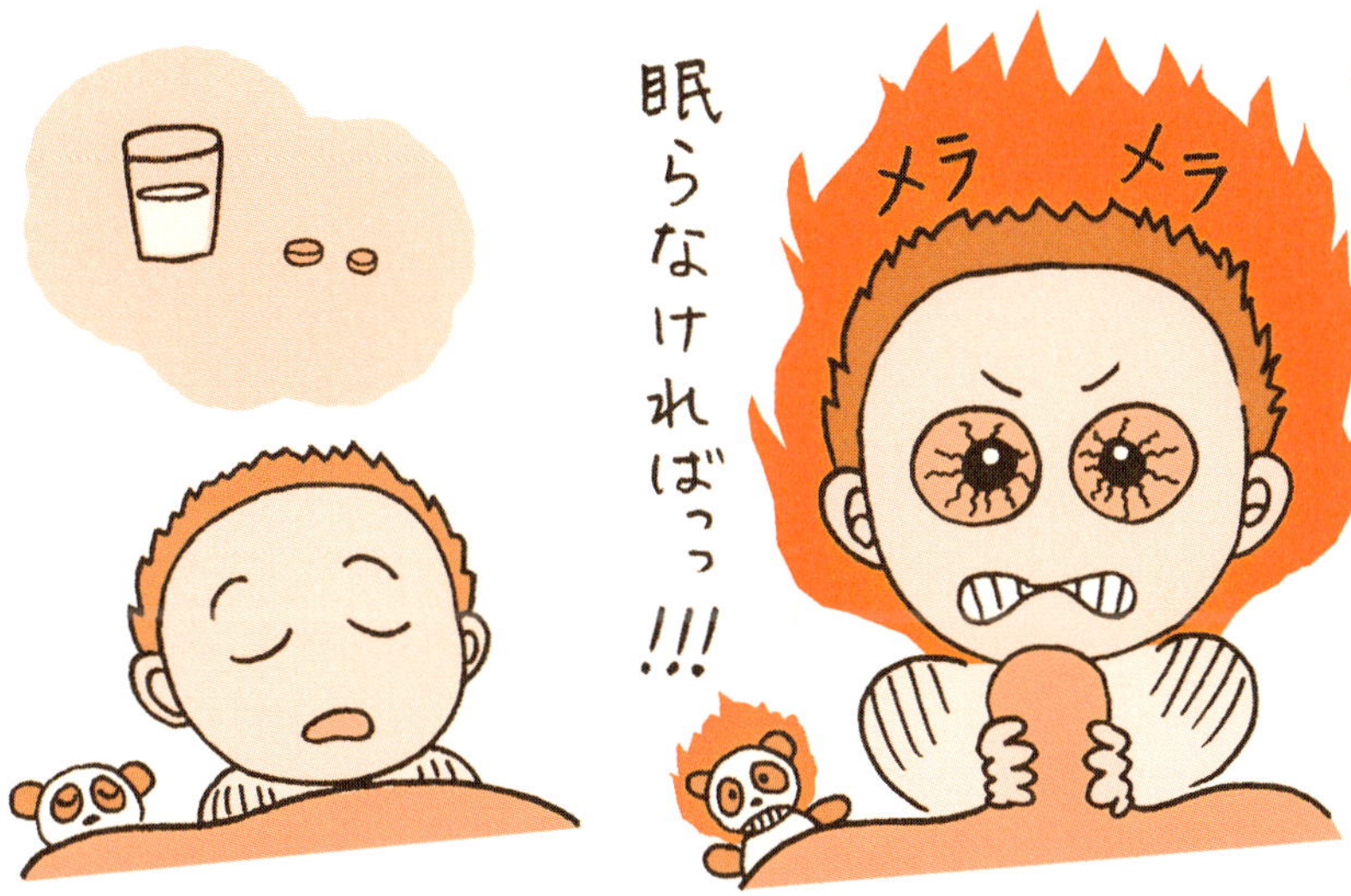

がある、癖になる、アルコールといっしょに飲むと健忘症になるなどがありますが、詳しくは１０３ページを参考にしてください。

Q18 ダイエットをしてから、めまいや耳鳴りがするようになりました。ダイエットと関係があるのでしょうか?

関係のある場合があります。ひとつは「起立低血圧症」を引き起こしている可能性で、血圧を測っていただければわかります。

もうひとつは「耳管開放症」の可能性です。これは耳がボワンとして、自分の声が聞こえる、呼吸音が聞こえるといった症状が現われるのですが、このとき、自分で確認する方法があります。

まず椅子に座り、股を広げ、膝のあいだに頭を挟むように下げ、頭に血を昇らせて、それでめまいがおさまれば、耳管開放症によるものですから、ただちにダイエットをやめてください。

自分でわからないときは耳鼻咽喉科に行って、鼓膜の動き、耳の管の動きを診察することでわかります。

耳管開放症は暑い夏場、立ちっぱなしでいるとき、脱水症状によって起こることもありますので、そのときはすぐにスポーツドリンクなどで水分を補給してください。

Q19 「更年期」を迎え、耳鳴り・めまいに悩まされています。どのような治療法があるでしょうか?

閉経時は身体の転換機にあたります。明らかに生理が不順になってきて、身体がだるかったり、ホットフラッシュといって顔がカッと熱くなるというようなことがあれば、それは典型的な更年期の症状なので、婦人科を受診して相談してください。その時期に応じた治療を受けられます。耳鼻咽喉科での治療の対象ではありません。

Q20 糖尿病で治療中ですが、足元がふらついたり、耳鳴りがしたりします。糖尿病のせいでしょうか?

血糖値が高すぎても低すぎても、フラッキ感は出てきます。こうした場合は、血糖値のコントロールがよくない可能性があります。薬が合っていない、食事が悪い、運動不足などが血糖値のコントロールを悪くする原因として考えられます。

また、糖尿病が進行しすぎると血行障害のため、末梢神経の感覚が鈍くなることがあります。そのため、足の裏の感覚が悪くなって、フラッキ感が出ることがあるのです。

糖尿病の専門医とよく相談しましょう。

Q21 めまいのときには、何科を受診すればよいのでしょうか？

持病がもともとある人は、まずかかりつけの医師を受診してください。

めまいだけの症状しかないときには、70～80％の人が内科を受診して、持病の検査、脳のＣＴ検査などを受けているようです。そこで問題がなければ耳鼻咽喉科に行くというのが大きな流れになっています。

Ｑ12でお答えしたような神経系統に問題があるようなときは、救急車で脳神経外科に行きます。

Q22 めまい・耳鳴りのときに行なう基本的な検査を教えてください。

眼球運動検査、歩行や身体の傾きを見る検査、電気眼振検査、重心動揺検査などがあります。

耳鳴りに関しては、聴力検査を行ないます。稀《まれ》に聴神経腫瘍がありますから、片方だけの耳鳴りが続いている場合にはＭＲＩ検査も行ないます。

Q23 耳鳴り・めまいを改善させるために、よい食事はありますか？

よい食事は健康な人とおなじように塩分を控えめにした薄味の食事、栄養バランスのとれた食事を規則正しい時間にとることです。ビタミンＢ、Ｃ系統を充分満たすために濃い色の野菜はしっかり食べましょう。ビタミンＥは肝油などサプリメントも利用して補充してもよいと思います。

ビタミン類も、本来はサプリメントに頼るのではなく、食事でとるほうがよいということも覚えておいてください。

逆に、めまい・耳鳴りに悪さをするのはカ

フェインのとりすぎ、大量のアルコールなどです。

Q24 日常生活で気をつけなければならないことはありますか？

根本的には不安感やストレスをいかに除去するか、上手にストレスマネジメントをすることが最も大切なことといえるでしょう。よい睡眠をとること、ガス抜きをし、プチハピネスを感じられるような生活を心がけてください。

Q25 めまい・耳鳴りには鍼灸《しんきゅう》治療が有効という話を聞きましたが、本当でしょうか？

めまいの発作期、さらに発作後2、3週間は鍼灸治療は絶対に控えてください。私は、めまい発作直後の鍼灸治療を受けて、ふたたびめまい発作を起こした人を実際に診察しています。

耳鳴りで夜も眠れないくらいにまでなっている人は、鍼灸よりもむしろ心療内科を受診するべきです。

鍼灸に関して医学的に有効であるかどうかは、医学的エビデンスのあるデータはないのが現状です。

Q26 小学生の子供の乗り物酔いがひどいのですが、克服する方法はありますか？

乗り物酔いは単なる感覚の混乱ではなく、「動揺病」とも呼ばれ、脳が感じる不快感が引き起こすものです。

車に乗ったとき、まっすぐ進むと思っていても、カーブや停車が続いたりすると、内耳の三半規管の情報と脳の予測が混乱し、不快感をもちます。すると、ホルモン分泌や自律神経が不安定になり、冷や汗、生つばなどが

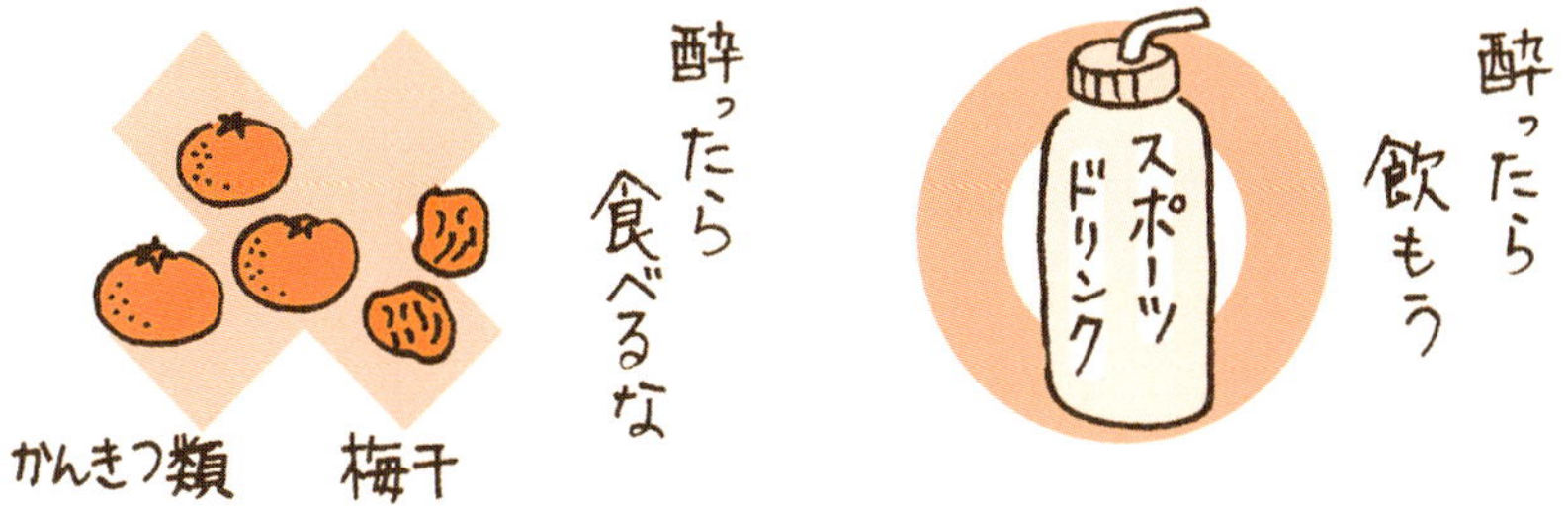
酔ったら飲もう
スポーツドリンク
酔ったら食べるな
かんきつ類
梅干

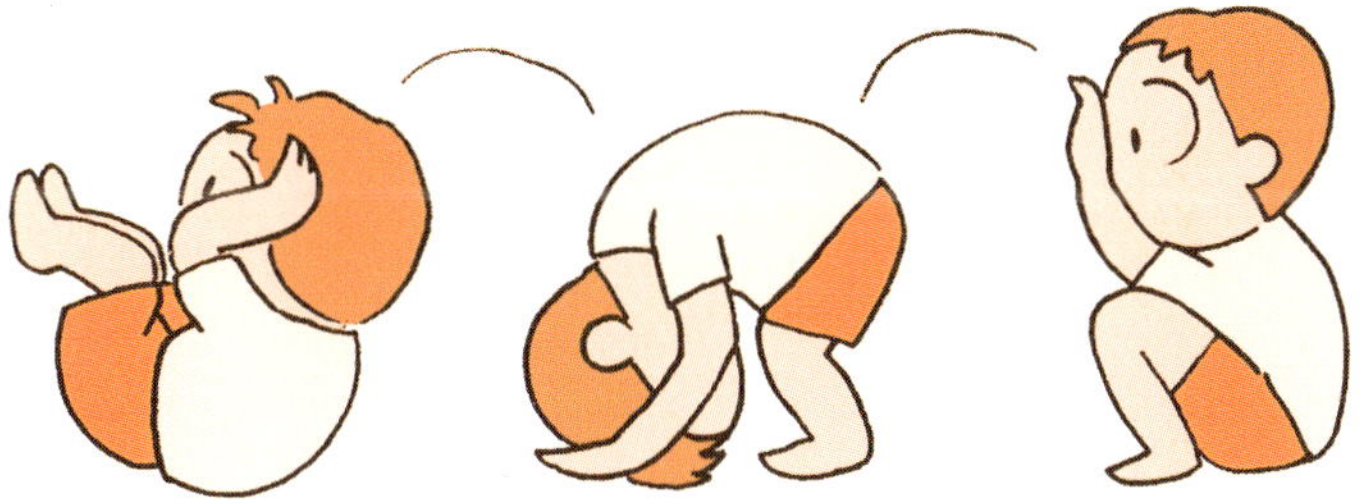

出て、胃の動きが不規則になってきます。最後には血圧が下がって、胃が大きく収縮して吐いてしまうのです。

実際に気分が悪くなってしまったら、柑橘系や梅干しなど、胃を収縮させたり、生つばが出るようなものは避け、飲むならスポーツドリンクにします。

乗り物酔い克服の決め手は「不快」と感じることを防ぐこと。乗り物酔いは小学校高学年から増え、中学生をピークに減っていきます。車のなかでは歌ったり、しりとりをするなど楽しいことをすればよいでしょう。また、普段、でんぐり返しの練習をして、酔わない自信をつけることも有効です。

Q27 ストレスを発散させるためにも運動をしたいのですが、どのような点に注意して行なえばよいでしょうか？

運動としてはウォーキングがいいのですが、

片道20分以上、往復で40分以上歩かないと有効性はありません。しかも、犬を連れての散歩はダメです。目標に向かって、普段よりも広い歩幅で早歩きをするのが、身体に負荷のかかるよい歩き方です。

ただ、初めから40分歩こうとするのがきついと感じられる人は、5分歩いて戻ってくるくらいの距離から徐々に遠くまで歩くようにし、最終的に往復40分歩けるようにするとよいでしょう。

通勤、外出などのときには目的地より1駅手前で降りて、1駅分は歩くといった方法も長続きします。

水泳は全身の筋肉を柔らかく、有効に使える運動なのでおすすめします。泳げない人はウォーター・ウォーキングでもよい運動になります。

また、太極拳、ヨガなども流行っていますが、初心者の人は、基本動作をまずきちんと習ってから始めるようにしましょう。我流ではいけません。

Q28 めまい症状のあるときは水分をたくさんとったほうがいいのでしょうか？それとも控えたほうがいいのでしょうか？

めまい発作が起きたときはバゾプレッシングが増えるということは本文でお話しましたが、このことから抗利尿ホルモンを下げるには水分をたくさんとればいいのではないかという考え方の人がいます。しかし、前にご説明したようにバゾプレッシングはめまい発作の結果であって、原因ではありません。

最近、一日に2リットルもの水分をとることをすすめるような意見もありますが、それが本当によいのかどうか、追試を行なったところがあります。

まず2リットルもの水を摂取するのは困難であること、夜間、排尿のため、起きなくてはならないことになり、睡眠不足になるケースが多いことなどから、現段階では極端に多量の水分を摂取することは、私としてはおすすめできません。

いままでいわれたように水腫がメニエール病の本体ならば、水分控えめのほうがよいのですが、そういうと極端に抑えてしまう人がいるので、飲みたければ飲んでもいいのです。

ただし、コップ１杯の水が飲みたいと思ったら、全部飲みきらないで５分の１くらい残すように。また、味噌汁も飲んでもよいのですが、やはり５分の１くらい残すようにしてみましょう。塩分とりすぎへの対応にもなります。

水分のことよりも要注意の３つのＳは、スリープレス、ストレス、ソルトです。この３つにスモーク、ストラグル、スピードを加えて６つのＳといいます。

原則的には水分と塩分は控えめにしましょう。刺し身に醤油をつけるとき、少しにするとか、たくあんも１きれくらいでやめておくという工夫をすることをおすすめします。

めまいはこうして治《なお》す

著　者　石井 正則

発行所　株式会社 二見書房
東京都千代田区神田神保町1−5−10
電話 03(3219)2311[営業]
03(3219)2315[編集]
振替 00170−4−2639

編集協力　オフィスTOMATO／スタジオ クッカバラ

印刷　株式会社 堀内印刷所

製本　ナショナル製本協同組合

落丁・乱丁本はお取り替えいたします。定価は、カバーに表示してあります。

Printed in Japan.
ISBN4−576−05189−X
http://www.futami.co.jp